U0878993

牙体牙髓科临床规范诊疗工作手册

主　　审　高学军　岳　林

主　　编　王晓燕

编　　者（按姓名汉语拼音排序）

包旭东　陈晓播　董艳梅　冯　琳

梁宇红　刘颖熠　吕　平　马　涛

王春莲　王晓燕　王祖华　曾　艳

张　杰　张立超　赵　明　邹晓英

秘　　书　聂　杰

北京大学医学出版社

YATI YASUI KE LINCHUANG GUIFAN ZHENLIAO GONGZUO SHOUCE

图书在版编目（CIP）数据

牙体牙髓科临床规范诊疗工作手册 / 王晓燕主编. —北京：北京大学医学出版社，2022.5（2022.8 重印）
ISBN 978-7-5659-2536-8

Ⅰ. ①牙…　Ⅱ. ①王…　Ⅲ. ①牙疾病 - 诊疗 - 手册 ②牙髓病 - 诊疗 - 手册　Ⅳ. ① R781-62

中国版本图书馆 CIP 数据核字（2021）第 247914 号

牙体牙髓科临床规范诊疗工作手册

主　　编：王晓燕
出版发行：北京大学医学出版社
地　　址：（100191）北京市海淀区学院路 38 号　北京大学医学部院内
电　　话：发行部 010-82802230；图书邮购 010-82802495
网　　址：http://www.pumpress.com.cn
E-mail：booksale@bjmu.edu.cn
印　　刷：北京信彩瑞禾印刷厂
经　　销：新华书店
责任编辑：董采萱　　责任校对：靳新强　　责任印制：李　啸
开　　本：787 mm×1092 mm　1/32　印张：7.375　字数：150 千字
版　　次：2022 年 5 月第 1 版　2022 年 8 月第 2 次印刷
书　　号：ISBN 978-7-5659-2536-8
定　　价：50.00 元

本书由

北京大学医学出版基金资助出版

序　　言

2021年应该是一个丰收之年。随着北京大学医学部口腔医学长学制教材第3版编写工作的陆续完成，我们已于上半年将牙体牙髓病学教研室承担的《临床龋病学》和《牙体牙髓病学》两本大部头的教材终稿交付出版社。夏至，一摞新的手稿《牙体牙髓科临床规范诊疗工作手册》又摆在了案头。在从头至尾仔细阅读的过程中，我的思绪不禁被带回了30年前。

那时，我们科无论是年轻医师，还是在临床实习的本科生、研究生、进修生，常会遇到一些临床操作流程不熟悉、临床诊断术语不明晰等困惑。时任科主任的王嘉德教授及时组织当时的临床骨干，于1992年编写了一本完全反映北医口腔医院牙体牙髓科临床诊疗工作、贴合临床实际操作的工作手册。小册子较薄，开本也小，非常方便揣在白大衣口袋中随时翻看，很受各类人员的欢迎。因为小册子的封皮、封底用的都是蓝色纸，大家亲切地称它为“小蓝本”。这本工作手册当时并未在出版社正式出版发行，却因好用、实用而被争相索取。由于首批印刷量有限，“小蓝本”很快就被发完，这本手册也就成了我们科一册难求、代代相传的“蓝宝书”。

随着口腔医学各学科的进步和发展，也应国内基层口腔医师临床工作的需要，1995年由俞光岩教授和王嘉德教授共同主编了《现代口腔科诊疗手册》。此书一经出版，很快受到基层口腔全科医师的欢迎，发行处于供不应求的状态。之后又因口腔医学各专科在临床上的划分越来越细，2000年由高学军教授和沙月琴教授主编的《现代口腔内科学诊疗手册》应运而生。后两本手册均由原北京医科大学出版社出版，我有幸成为其作者并担任了编写秘书。在编写和协调工作中，我一方面向老师们学到许多东西，另一方面也通盘了解了其中的牙体牙髓病学内容均来自“小蓝本”的基础。1992—2000年，8年间我们科写了3本临床手册。

时光飞逝，转瞬又过了20年。这期间，全球口腔医学飞速发展，我国口腔医疗水平快速提升。北京大学口腔医院，特别是我们牙体牙髓科，乘着获得国家临床重点专科建设项目的东风，无论在硬件配置上，还是在临床诊疗技术上，均取得了长足的进步。新技术新疗法、新设备新器材、新理论新技能更新了我们原有的诊疗内容、程序和规范，我们迫切需要一本新的临床诊疗指导用书。恰于此时，王晓燕主任牵头，以我们长学制教材《牙体牙髓病学》第3版内容为依据，赓载原3本手册简洁、实用、易查、好懂的原则，重新编写了我科临床现行的诊疗工作手册。更为难能可贵的是，我们的护理团队也贡献出她们多年来在牙体牙髓病学临床诊疗中护理患者、配合医师、管理设备器材、防控院内交叉感染等诸多方面的工作经验。新编手册内容中疾病诊疗和护理配合的篇幅几乎各占一半。

期望这本新手册能给从事牙体牙髓病学专科临床

工作的医护人员提供有效的帮助，真正起到整理流程、规范操作、清晰思路、临床救急的作用。也希望从事牙体牙髓病学临床教学的广大师生能够喜欢它、多用它。恳请读者们发现手册中的问题和不足，以助我们进一步改进和提高。

北京大学口腔医院／口腔医学院牙体牙髓科

岳　林

2021 年 9 月

前　　言

这本诊疗手册是北京大学口腔医学院牙体牙髓科对牙体牙髓疾病进行检查、诊断和治疗的临床常规汇总，供临床工作以及临床教学参考使用。

这本手册的第 1 版问世于 1992 年。当时在王满恩教授指导下，由牙体牙髓科具有丰富临床经验的主任医师、副主任医师与高年资主治医师共同编写。由张亦舒老师执笔统稿，丰淳、谢毓秀、王嘉德、王忠桂、吴民凯、李雨琴、李广生、李素兰等老师参加编写。大家都亲切地称之为“小蓝本”。犹记得，在刚开始临床工作之初，每每遇到问题，我们总是能从“小蓝本”获得帮助。这些参与手册编写的老师们，在我们的心目中是“高山仰止”的。

转瞬间，已然过去了近 30 年。我们也从牙体牙髓科的新兵，成长为牙体牙髓科的中坚力量。当年参加编写的老师们有的早已退休，离开了临床工作岗位，有的已然永远离开我们，却仿佛仍然默默坚定地守护在我们身旁，在叮嘱：“为了牙体牙髓科的发展，一定要加油啊！”我们不敢懈怠，我们一直在砥砺前行。

随着科学技术的飞速发展，牙体牙髓疾病的诊治也日新月异。时隔近 30 年，我们再次组织了科室主任医师、副主任医师以及护理骨干，参与了这次的修订工作。为了方便读者查阅，我们特意做成了口袋本。

在编写形式上，这本工作手册传承了第1版简明的风格；在内容上，它不仅更新了专业进展，还补充了和临床工作密不可分的内容，例如护理配合、制剂和材料使用、器械和设备维护以及医院感染控制等。因此，这本手册的内容更为贴近临床实际工作。

希望这本手册能够真正成为临床医师的好助手！

北京大学口腔医院/口腔医学院牙体牙髓科

王晓燕　王祖华　董艳梅　曾　艳　马　涛

2021年8月

目　录

第一章

口腔检查与治疗计划

第一节　病史采集

病史采集的内容包括患者的一般资料、主诉、口腔病史以及全身病史。

一、一般资料

一般资料包括姓名、性别、年龄、民族、职业、出生地、家庭住址和联系方式。一般在病历首页印有此栏目，由患者或患者家属填写。

二、主诉

主诉指患者前来就诊要解除的主要症状。主诉的记录要求完整、简洁，应包括患者就诊时主要不适的症状、发生部位及发生或持续时间。

主诉＝部位＋症状＋时间

三、口腔病史

口腔病史包括现病史和既往史。

（1）现病史：应围绕患者的主诉进行，仔细询问主诉的主要症状、发生部位、发病时间，诱发、加重及缓解因素，治疗过程及目前情况。现病史应按照主诉时间展开对主要症状的描述，再追溯既往发生过的相关症状和治疗史。

（2）既往史：是指与现有口腔疾病有关的既往疾病史和治疗史。

（3）家族史：对于某些与遗传因素有关的口腔疾病，如先天无牙、错殆畸形、牙周病等，需询问患者家庭成员是否有类似疾病的病史。

四、全身情况

应仔细询问患者的全身病史，包括传染病史、系统病史、过敏史、用药史以及精神和心理疾病等病史。

第二节　口腔检查

一、口腔检查的准备

口腔检查常备的器械包括口镜、探针、镊子和牙周探针，有些特殊检查还需要专门的器械和仪器。

检查时应调节好牙科综合治疗台的椅位和灯光，保证充足光线和良好视野。

检查时应注意避免交叉感染。所有的器械均应经灭菌消毒。医师应洗手后戴手套、口罩、护目镜或面屏等进行防护。

二、口腔检查的方法

口腔一般检查包括问诊、视诊、探诊、叩诊、扪诊、咬诊和牙齿松动度的检查。检查时应首先检查主诉部位，然后再按一定顺序，如从右上象限→左上象限→左下象限→右下象限，依次检查。

（1）视诊：包括患者的全身健康状况、口腔颌面部和软组织情况、牙齿和牙列情况等。

全身健康状况：观察患者的全身和精神健康状况。

颌面部情况：①观察患者颌面部发育是否正常；②观察患者双侧颌面部是否对称，有无肿胀、肿物及窦道等。

口腔软组织：①观察与牙体牙髓疾病相关的牙龈表征，如牙龈是否充血、有无肿胀以及肿胀的程度和范围、是否存在窦道；②观察其他部位口腔黏膜的色泽是否正常，有无水肿、溃疡、肿物等。

牙齿和牙列：①观察牙齿的颜色、形态和质地变化，如龋损、着色、缺损、畸形、隐裂以及磨耗等；②观察牙齿排列、数目是否正常，牙列是否完整、有无缺失牙；③观察口腔中修复体的情况，如修复体是否完整、边缘是否密合等。

（2）探诊：通过使用探针检查牙体组织缺失、牙周袋和窦道等病变的部位、范围和感觉。

探诊可检查：①龋或缺损部位、深浅、质地，是否敏感及露髓；②充填体边缘的密合程度，有无继发龋及悬突；③牙本质敏感的确切部位和敏感程度；④用牙周探针探测牙周袋的深度，龈下牙石的部位及数量；⑤用牙周探针探查窦道的方向。

探诊时动作要轻柔、有支点。不可用力探入深龋近髓或可疑露髓处，以免引起患者不必要的剧烈疼痛。

（3）叩诊：用金属手持器械的平端垂直或水平叩击牙冠部，以检查牙根尖部感觉神经刺激反应和牙周膜的健康状况。前者的检查指标为叩痛，后者的检查指标为叩音——清音、浊音。

叩诊时应先叩正常牙作为对照，以叩诊正常牙不引起疼痛的力量为适宜力量，每个牙叩击两三次。牙体牙髓疾病患牙的叩诊检查重点在是否有叩痛以及叩痛程度，结果记录如下：

叩痛（－）：用适宜力量叩击，患牙反应同正常牙。

叩痛（±）：用适宜力量叩击，患牙感觉不适。

叩痛（＋）：较重力量叩击，患牙轻痛。

叩痛（＋＋＋）：较轻力量叩击，引起患牙疼痛程度较重。

叩痛（＋＋）：患牙的叩痛反应介于叩痛（＋）和叩痛（＋＋＋）之间。

正常牙叩击时发出清音，叩击浊音表明牙周组织有损伤。

（4）扪诊：用手指触扪可疑病变部位，了解病变部位、范围、有无扪痛和波动感等。

①检查根尖部：用示指先扪压正常牙的根尖部，再扪压可疑患牙的根尖部，如有压痛则提示根尖周组织有炎症存在。若根尖周已形成脓肿，将手指轻放在患牙的根尖部可扪及波动感。

②检查咬合创伤：将示指横放在可疑患牙与正常邻牙的唇/颊侧牙颈部与牙龈交界处，指示患者做正中、侧方和前伸咬合运动，如手指感到患牙根动度异

常，则提示可能存在咬合创伤。

（5）咬诊：检查根尖牙周膜是否存在炎症、创伤，牙齿的咬合接触关系，以及咬合干扰及早接触点的部位。

咬诊检查有 3 种方法：

①空咬法：指示患者咬紧上下牙或做各种咀嚼运动，同时注意牙齿动度和牙龈颜色的改变。

②咬实物法：选用近似一个牙宽的棉卷或棉签放在牙齿的咬合面，指示患者做咬合运动。应先检查正常牙，再检查患牙，可根据患牙是否疼痛来明确患牙部位。

③咬合纸法：使用薄咬合纸分别对正中和非正中咬合位进行咬诊，用于确诊单个牙齿的咬合干扰部位。可用一块 2 ～ 3 层厚、半个牙尖宽的咬合纸分别垫在不同牙尖的斜面，按正中和非正中咬合位顺序检查。患牙咬合疼痛明显时，牙面着色深处即为咬合干扰所在处。

（6）牙齿松动度的检查：用镊子夹住前牙切端或抵住后牙咬合面，在唇舌向或颊舌向、近远中向和上下垂直向摇动牙齿，按活动的程度分为：

①Ⅰ度松动：唇舌向或颊舌向松动，或松动幅度小于 1 mm。

②Ⅱ度松动：除唇舌向或颊舌向松动外，近远中向也松动，或松动幅度在 1 ～ 2 mm 之间。

③Ⅲ度松动：唇舌向或颊舌向、近远中向和垂直方向均松动，或松动幅度大于 2 mm。

第三节　特殊检查

一、牙髓活力温度测试法

（1）冷测法：使用小冰棒，或将制冷剂喷在小棉球上，置于被测牙的完好唇（颊）或舌面中 1/3 处，观察患者的反应。小冰棒可用 5 ～ 6 mm 长、一端封闭的塑料管内注满水冷冻制成，也可使用含有 1,1,1,2- 四氟乙烯的罐装喷雾剂。

（2）热测法：可使用加热的牙胶棒。将牙胶棒的一端在酒精灯上加热变软，但不使之冒烟燃烧（650 ～ 700℃），立即置于被测牙的完好唇（颊）或舌面中 1/3 处，观察患者的反应。

（3）结果表示及临床意义：经与对照牙比较，牙髓温度测试的结果可分为正常、敏感、迟钝和无反应（表 1-1）。

（4）注意事项

①测试之前应向患者说明检查目的和可能出现的感觉，并嘱患者有感觉时向医生示意。

②先测对照牙，再测可疑患牙。对照牙首选对侧正常的同名牙。

③避免在有病损的部位以及金属或非金属修复体上做温度测试。

④用牙胶做热测时，牙面应保持湿润，以防止牙胶粘于干燥的牙面。

⑤用冷热水做温度测试时应注意隔离未被测试的牙齿。用小冰棒做冷测时，如有多个可疑牙，应从牙

列后部向前逐个测试。

⑥牙胶棒不可过度加热，以免熔化烫伤患者。

表 1-1　温度测试结果描述及临床意义

结果描述	被测可疑患牙表现	提示牙髓状态
正常	• 与对照牙感觉相同	• 牙髓状态正常
敏感	• 一过性敏感：测试时立即出现一过性疼痛反应，刺激去除后疼痛随即消失或有数秒的延迟	• 牙髓可能处于可复性炎症状态
	• 敏感：温度刺激引起疼痛反应，疼痛程度较重。刺激反应较快，刺激源去除后疼痛仍持续一段时间	• 牙髓可能处于不可复性炎症状态
	• 激发痛：温度刺激引起剧烈的疼痛，甚至放散性痛	• 牙髓炎症处于急性期
	• 热痛冷缓解：对热刺激极敏感，冷刺激可缓解疼痛	• 牙髓处于急性化脓性炎症状态
迟钝	• 迟钝：较对照牙的感觉反应轻微且慢	• 牙髓可有慢性炎症、牙髓变性或牙髓部分坏死
	• 迟缓性反应或迟缓性痛：去除温度刺激片刻以后才出现疼痛反应	• 牙髓可有慢性炎症或牙髓大部分坏死
无反应	• 对冷热刺激均无感觉	• 牙髓可能坏死或牙髓变性

二、牙髓活力电测法

（1）临床意义：有助于确定牙髓的活力。

（2）操作方法：向患者说明检查目的，嘱患者有"麻刺感"时示意。吹干被测牙并隔离唾液，在牙面上放少许导电剂或湿润的小纸片，将电活力计的工作端放于牙唇（颊）面的中 1/3 处。当患者示意有感觉时，将工作端撤离牙面并记录读数。

（3）结果表示和临床意义：结果为活力测试仪显示的读数，与对照牙相差一定数值则有意义（具体差值因产品而异，可参看说明书）。若读数达最高值仍无反应，提示牙髓已经坏死。

（4）注意事项

①告知患者牙髓活力电测法有关事项。

②装有心脏起搏器的患者严禁做牙髓活力电测试。

③先测对照牙，再测患牙。每牙测 2 ～ 3 次，取平均数作为测试结果。

④工作端应置于完好的牙面上。

⑤如果牙髓坏死液化、根尖孔直径大、患牙有大面积银汞充填体或全冠，可能出现假阳性或假阴性结果。

⑥刚萌出的牙齿和新近外伤患牙可能有假阴性结果。

三、X 线检查

X 线检查是牙体牙髓病检查诊断的重要依据，其应用范围如下。

①龋病的诊断：可帮助发现邻面龋、隐匿性龋、龈下龋，可检查龋损的范围及与髓腔的关系。

②非龋性疾病的诊断：可帮助诊断牙齿发育异常、

牙外伤、牙根折/裂。

③牙髓和根尖周病的诊断：可诊断牙髓钙化、牙内/外吸收，也可诊断和检查慢性根尖周炎症及其骨破坏情况。

④牙槽骨的检查：牙周病时可检查牙槽骨吸收破坏的程度。

⑤修复体的检查：检查修复体是否有继发龋，是否已进行完善的牙髓治疗。

⑥辅助根管治疗：可用于根管治疗前了解髓腔解剖形态，治疗中确定工作长度和检查根管预备中出现的问题，治疗后检查根管充填结果，复查时评价治疗效果。

X线根尖片常用来检查牙根和根尖周的情况。咬合翼片常用于检查邻面龋和邻面充填体是否有悬突和继发龋。曲面体层片能够全面展示颌骨、关节、牙齿等情况。X线根尖片、咬合翼片和曲面体层片是二维影像。二维影像的不足是将三维复杂结构压缩，造成影像上重叠，因此在反映牙齿三维解剖结构时有一定的局限性。拍摄锥形束CT（CBCT）可弥补二维X线片的不足，展现三维的立体结构。在X线片结合临床检查结果不能明确解释单颗牙的临床现象时，应选择拍摄小视野CBCT。

四、窦道检查法

窦道检查法用于确定窦道来源的患牙。检查方法是用牙胶尖自窦道口顺其自然弯曲插入后拍摄X线片，在X线片上牙胶尖的走行可显示与窦道相通的根尖周病变部位。

五、染色法

染色法用于检查裂纹。将碘酊或亚甲蓝涂于可疑牙隐裂的牙面或牙根面，片刻后擦去，若有裂纹则可见裂纹深染。

六、麻醉检查法

当无法确定放散痛病源牙的部位时，可用局部麻醉法协助定位。若注射麻药后疼痛缓解，则可确定是麻醉区域内的牙齿疼痛。

第四节 病历书写

病历是临床检查、诊断和治疗的记录，又是具有一定法律效力的医学文件，因此病历书写要求具有科学性和准确性。病历要求全面反映患者的客观情况，书写时一律使用医学术语，字迹要清晰，禁止涂改、伪造。

病历的基本内容和书写要求如下。

一、一般资料

一般资料包括姓名、性别、出生年月、民族、婚姻状况、职业、工作单位、住址和电话号码，以及药物过敏史等。

二、病史

（1）主诉：就诊时主要不适的部位、症状及时间

（主诉三要素）。

（2）现病史：按照主诉时间顺序记录本次疾病的发生、发展过程，以及做过何种治疗、治疗的效果和目前情况，有意义的阴性结果也应记录。

（3）既往史：患者与现有口腔疾病的诊断和治疗有关的既往疾病史和治疗史。

（4）家族史：对于某些与遗传因素有关的口腔疾病，如先天无牙、错𬌗畸形、牙周病等，患者家庭成员是否有类似疾病的病史。

（5）其他：有无饮食、药物及其他过敏史，有无全身疾患及家庭或遗传性疾患均应记录。

三、口腔检查记录

（1）主诉牙：指引起主要症状的患牙。首先记录牙位，然后按照口腔检查顺序，先记录一般检查结果，如视诊、探诊、叩诊、扪诊、咬诊及松动度的情况，再描述所选择的特殊检查结果，如牙髓活力测试及X线片的表现。也可按照牙体—牙髓—根尖—牙周—咬合的顺序进行书写，以利于诊断思路的逻辑呈现。记录中不仅需要描述阳性检查结果，还应结合病史记录有鉴别诊断意义的阴性所见。

（2）非主诉牙：记录非主诉牙的牙体牙髓疾病及治疗情况，如龋病、非龋性疾患、充填体的情况等。

（3）记录牙周、咬合关系、口腔黏膜、牙列及颌面部阳性所见。

四、诊断

主诉牙的诊断包括牙位和疾病名称，要求名称正确，依据充足。

五、治疗设计

根据治疗设计的原则，做出全面的治疗设计。

六、治疗记录

应记录患牙牙位及龋洞、缺损或开髓的部位（符号），以及治疗中的关键步骤及其所见。

如为龋病的治疗，应记录去腐后的深度，是否露髓，敏感程度，所用充填材料和所做的治疗。

如为牙髓病的治疗，应记录开髓的情况，是否麻醉，有无出血、出血的量及颜色、拔髓时牙髓的外观、根管数目及通畅程度。

根管治疗时，应记录各根管预备的工作长度、预备情况（第一只锉及最后一只锉的型号）、所封药物及根充材料、充填后 X 线片结果，以及治疗过程中出现的其他情况。

复诊病历应记录上次治疗后至复诊时的症状变化和治疗反应，本次治疗前检查情况，进一步治疗的内容以及下次就诊计划。

病历书写完毕后，医师应签全名，实习或进修医师还应请指导教师签名。

《病历书写基本规范》指出：病历书写应当客观、真实、准确、及时、完整规范。病历书写应当使用中文和医学术语。通用的外文缩写和无正式中文译名的症状、体征、疾病名称等可以使用外文。书写中出现错别字时，应用双线划在错字上，不得采用刮、粘、涂等方法掩盖或去除原来的字迹。《医疗机构病历管理规定（2013 年版）》中还指出：医疗机构应当严格病历管理，任何人不得随意涂改病历，严禁伪造、隐匿、销毁、抢夺、窃取病历。

附录 1-1　牙体牙髓科门诊病历示例

刘 ×，男，30 岁。药物过敏史：未发现。

主诉： 右下后牙疼痛加重 3 天。

现病史： 10 多天来右下后牙遇冷痛，进食痛，白天阵痛，夜间有时痛醒，近 3 天加重。否认牙龈肿痛。

检查：

46^{M} 深龋洞，探稍敏感，未探及穿髓孔，叩痛（±），不松动，牙龈未见异常，无扪痛。冷测疼痛，持续 20 秒余。X 线片显示近中低密度影极近髓，根管内未见充填影像，根尖周无异常。

45^{D} 深龋洞，探敏感，未探及穿髓孔，叩痛（—），不松动，牙龈未见异常。冷测正常。X 线片显示远中低密度影达牙本质深层，根管内未见充填影像，根尖周无异常。

28 下垂，无咬合。

下前牙拥挤，舌侧大量牙石，龈乳头红肿。

既往史： 无特殊。

家族史： 无特殊。

全身情况： 体健。

诊断： 46 慢性牙髓炎急性发作。

45 深龋。

治疗设计：

1. 46 根管治疗。
2. 45 复合树脂粘接修复。
3. 28 拔除。
4. 牙周系统治疗。

（续）

处置：

1. 交代治疗计划、治疗费用、治疗中可能出现的问题、预后等情况，患者知情同意。

2. 46MO 2% 盐酸利多卡因 2 ml 下颌传导麻醉下，放置橡皮障，去净腐质，开髓，揭净髓室顶，探及近 2 远 2 四根管，出血较多，暗红，拔髓不成形。10 号 K 锉通畅，测四根 WL＝20 mm（以近中壁为参考点）。RC-Prep 辅助 ProTaper Universal 镍钛锉预备至 F2，5.25% 次氯酸钠冲洗，超声荡洗，擦干，氢氧化钙根管内封药，Ceivitron 暂封，约日根充。

3. 45DO 去净腐质达牙本质深层，上橡皮障，放置邻面成形系统。磷酸酸蚀釉质，SE bond 粘接，3M 流动树脂＋P60 后牙树脂充填，调整咬合，抛光。

医生签名：×××

附录 1-2 复诊病历（一）

科别：牙体牙髓科，××年××月××日。

复诊：46 上次治疗后无不适。

检查：46MO 暂封物完好，叩痛（－），不松动，牙龈未见异常。

处置：46MO 上橡皮障，显微镜下去除暂封物及封药，5.25% 次氯酸钠冲洗，超声荡洗，核实工作长度，拍主尖片显示到达长度。干燥根管，AH-Plus 糊剂＋热牙胶垂直加压充填四根管，Ceivitron 暂封。X 线片显示四根管根充恰填。约日永久充填。

医生签名：×××

附录 1-3　复诊病历（二）

科别：牙体牙髓科，××年××月××日

复诊：46 上次治疗后无不适。

检查：46MO 暂封物完好，叩痛（—），不松动，牙龈未见异常。

处置：46MO 上橡皮障，去除暂封物，放置邻面成形系统。磷酸酸蚀釉质，SE bond 粘接，3M 流动树脂＋P60 后牙树脂充填，调整咬合，抛光。

医嘱：建议冠修复。

医生签名：×××

第五节　治疗计划

一个成功的治疗计划应符合患者目前和长远的口腔健康需求，制订治疗计划时应遵循以下基本原则。

（1）已完成口腔检查和诊断。

（2）已完成患者的全身和口腔评估。

（3）内容包括主诉牙和其他患牙的系统治疗方案。牙体牙髓病学专科医师对牙体牙髓病应制订具体的治疗方案，对其他相关学科的疾病应给出治疗建议，以指导患者完成系列治疗。必要时，应请其他专业医师会诊，共同制订治疗计划。

（4）治疗的顺序：一般首先应控制主诉牙的急症或进行主诉牙的治疗，而后进行非主诉牙的牙体牙髓病的治疗。对于口腔其他疾患的治疗，如牙周治疗、拔牙和修复缺失牙等，应给予患者治疗建议。

（5）口腔健康指导：给予患者维护口腔健康的知

识，指导患者建立良好的口腔卫生习惯和生活行为。医师应把口腔健康指导作为常规治疗内容实施。

（6）知情同意：医师有责任向患者告知病情和治疗计划，在取得患者知情同意的基础上，方可开始治疗。具体包括以下 3 点。

①告知义务：治疗前医师应与患者进行充分的沟通。医师有责任向患者告知病情、治疗计划，治疗的疗程、疗次、费用，以及治疗中可能出现的并发症和预后等情况。医师的治疗计划应在取得患者的充分理解和同意后方可实施。

②知情同意书：在进行一些复杂治疗如根管治疗、根尖手术时，为使患者对治疗充分知情，医师可在履行告知义务，患者理解并同意治疗后，以文字的形式与患者签署知情同意书。签署知情同意书对保障医患双方的利益均有重要意义。

③医患沟通：医师应在治疗前与患者谈话，充分告知病情和治疗计划。治疗中安抚、控制患者出现的恐惧和焦虑情绪。治疗后予以术后医嘱，将注意事项和治疗后可能出现的情况及解决办法提前告诉患者，争取患者对治疗的理解和配合。

第二章

疾病诊断与治疗原则

第一节　龋病

一、早期釉质龋（白垩斑）

【诊断要点】

（1）无自觉症状。

（2）釉质平滑面有白垩色斑点，无光泽。

（3）釉质表面完整，无实质性缺损。

【治疗原则】

（1）去除病因：饮食指导，控制牙菌斑等。

（2）再矿化治疗。

（3）树脂浸润治疗。

二、浅龋

【诊断要点】

（1）患者无明显自觉症状。

（2）如发生在牙冠平滑面，探及局限在釉质内的缺损，表面粗糙、质软，不连续，洞底位于牙釉质层。如发生在邻面，X线咬合翼片显示釉质边缘锐利影像消失，边缘模糊变毛，釉质层内出现局限性透射影像。

（3）如发生在窝沟点隙，窝沟着色、变黑，探诊时可卡住探针。

（4）如发生在牙根面，可呈棕色，探诊表面粗糙、质软，但缺损不明显。

【治疗原则】

（1）去除病因：饮食指导，控制牙菌斑等。

（2）牙体修复治疗。

三、中龋

【诊断要点】

（1）患者有冷热或甜酸刺激一过性敏感的症状。

（2）检查可见龋洞；发生在邻面者，拍摄X线咬合翼片可见釉质和牙本质浅层的透射影像。

（3）去净腐质后，洞底位于牙本质浅层。

【治疗原则】

（1）去除病因：饮食指导，控制牙菌斑等。

（2）牙体修复治疗。

四、深龋

【诊断要点】

（1）患者有明显的冷热酸甜刺激敏感或食物嵌塞疼痛的症状，但无自发痛。

（2）检查可见深龋洞。

（3）探诊龋洞洞底位于牙本质中深层。

（4）牙髓活力温度测试结果正常。

（5）X 线片显示达牙本质中深层的透射影。

（6）去净腐质后，未露髓。

诊断深龋时应仔细检查牙髓状况，进行鉴别诊断（表 2-1 至表 2-3）。

表 2-1 深龋与可复性牙髓炎的鉴别

	深龋	可复性牙髓炎
牙髓活力温度测试	正常	一过性敏感

表 2-2 深龋与慢性牙髓炎的鉴别

	深龋	慢性牙髓炎
自发痛史	无	可有
叩痛	（－）	多有，为（±）或（＋）
牙髓活力温度测试	正常	敏感或迟钝
探诊	洞底敏感，无穿髓孔	去净腐质后可有穿髓孔，洞底可以感觉迟钝

表 2-3 深龋与牙髓坏死的鉴别

	深龋	牙髓坏死
自发痛史	无	可有
叩痛	（－）	（－）或（±）、（＋）
探诊	洞底敏感，无穿髓孔	无反应和（或）有穿髓孔
牙髓活力电测试	正常	无反应
牙髓活力温度测试	正常	无反应

【治疗原则】

（1）去除病因：饮食指导，控制牙菌斑等。

（2）牙体修复治疗。

（3）注意保护牙髓。

五、继发龋

【诊断要点】

（1）患牙有牙体修复治疗史。

（2）修复体边缘牙体组织着色或墨浸状，或可探及缝隙或质软。

（3）发生在洞底的继发龋，X线片显示修复体与洞底间有透射影。

【相关诊断名词】

（1）发生在活髓牙的继发龋，按病变深度记录为继发浅龋、继发中龋、继发深龋。

（2）发生在成功牙髓治疗后失髓牙的继发龋，记录为继发龋（完善牙髓治疗后）。

（3）发生继发龋并发牙髓病或根尖周病的患牙，按相应的牙髓病或根尖周病进行诊断。

【治疗原则】

（1）去除病因：饮食指导，控制牙菌斑等。

（2）去除原充填体或修复体，再按浅、中、深龋治疗原则处理。

（3）对于成功牙髓治疗之后的继发龋，去净腐质后选择适宜修复方式。

（4）并发牙髓病或根尖周病者，遵循牙髓病或根尖周病治疗原则。

六、猛性龋（猖獗龋）

【诊断要点】

（1）短时间内，口内多个牙和牙面同时发生龋损。

（2）累及非龋损好发部位。

（3）龋损着色浅，质湿软。

（4）病变发展快，早期可波及牙髓。

（5）多见于儿童初萌牙列，或者头颈部接受放射线治疗或患严重口干症的成年人。

【治疗原则】

（1）去除病因：饮食指导，控制牙菌斑等。

（2）进行全口患牙治疗设计和全身疾病的治疗。

（3）在治疗同时给予防龋措施，如使用氟化物、窝沟封闭或再矿化治疗等。

（4）进行定期追踪观察。

七、静止龋

【诊断要点】

（1）病损区黄褐色、浅碟状或外敞形浅洞，表面光滑、质硬。

（2）常见于磨牙的咬合面和失去相邻牙齿的患牙邻面。

【治疗原则】　无或有少量组织缺损的静止龋可不进行治疗。

第二节　牙发育异常

一、釉质发育不全

【诊断要点】

（1）釉质表面有颜色或结构的改变，常成组、对称发生。

（2）呈白垩状或黄褐色横条状；有着色深浅不一的窝或沟状缺损，光滑，质地坚硬。

（3）一般无自觉症状，如果并发龋坏等，可出现相应症状。

（4）多有婴幼儿期严重疾病史，患病时期与釉质发育不全的部位相关。

【治疗原则】

（1）无实质性缺损者无须处理，注意口腔卫生。

（2）轻症：直接粘接修复。

（3）重症：贴面或冠修复。

二、特纳牙

【诊断要点】

（1）单个牙的釉质发育不全，多见于上切牙或上下前磨牙。

（2）多有原位乳牙根尖周炎未治疗的病史。

【治疗原则】

（1）轻症：直接粘接修复。

（2）重症：嵌体或冠修复。

三、氟牙症

【诊断要点】

（1）釉质呈白垩状，黄褐色着色或有缺损。

（2）累及同一时期发育的多数牙，具有对称性。

（3）患者牙齿发育时期生活在高氟地区。

（4）一般无自觉症状。

（5）重症者可伴有全身骨骼或关节的增殖改变，以致活动受限（氟骨症）。

【治疗原则】

（1）着色而无明显缺损者，可进行牙齿漂白治疗。

（2）有缺损：直接粘接修复。

（3）重症：贴面或冠修复。

四、四环素牙

【诊断要点】

（1）全口牙冠着均匀一致的灰色。

（2）外形正常，坚硬光滑，偶见合并釉质发育不全。

（3）患者幼儿时期或其母妊娠期有服用四环素族药物史。

【治疗原则】

（1）轻、中度者可试用牙齿漂白治疗。

（2）重度者可用贴面或冠修复。

（3）从母亲妊娠4个月至儿童出生后7岁，慎用四环素族药物，预防四环素牙的发生。

五、牙本质发育不全（乳光牙本质）

【诊断要点】

（1）全口牙齿微黄色，半透明状，呈蓝棕色、灰棕色。

（2）釉质剥脱，牙本质磨损，重者可至龈缘。

（3）自觉症状轻微。

（4）X线片显示牙根短，髓腔可完全闭塞。

（5）可有家族遗传史。

【治疗原则】

（1）保护性治疗，冠修复。

（2）对症治疗，如果并发牙髓炎或根尖周炎，则进行根管治疗。

（3）全口患牙重度磨损者，可做义齿修复。

六、畸形中央尖

【诊断要点】

（1）前磨牙（偶见磨牙）咬合面中央有圆锥形突起，尖锐或圆钝。

（2）中央尖磨耗或折断后，基底呈圆形或圆锥形暗色环，中心有浅黄色或褐色的牙本质轴。

（3）可并发牙髓炎和根尖周炎。

（4）X线片见由髓室顶突向咬合面的中央尖，有时可见突入尖中的髓角。

【治疗原则】

（1）圆钝和接触无碍的畸形中央尖可不处理。

（2）加固防折：在牙尖周围用复合树脂粘接加固。

（3）牙髓感染的患牙，须行牙髓治疗和根尖屏障术。根尖尚未发育完全的患牙，可行根尖诱导成形术或牙髓血运重建术。

（4）牙根过短或根尖病变过大、牙周条件差的患牙，应拔除。

七、牙内陷

牙内陷包括畸形舌侧窝、畸形舌侧沟、畸形舌侧尖、牙中牙。

【诊断要点】

（1）上颌侧切牙舌侧窝囊状深陷，窝内多有色素沉着。中切牙偶见。

（2）牙冠外形正常或呈圆锥形，舌隆突可呈趾状舌尖，舌侧窝可见发育沟越过舌隆突延伸至腭侧根面。

（3）一般无自觉症状，如果并发龋病、牙髓炎或急性根尖周炎，可出现相应症状。畸形舌侧沟可继发牙周炎。

（4）X线片和（或）CBCT有助于了解内陷情况。

【治疗原则】

（1）轻度：预防性复合树脂粘接修复。

（2）并发牙髓炎、根尖周炎，则行根管治疗；CBCT辅助显微镜、超声技术有助于对内陷部分进行处理。

（3）并发严重牙周感染时，可结合手术进行意向性再植术。

（4）牙周骨组织破坏严重、感染无法控制时，拔除患牙。

第三节　牙慢性损伤

一、磨损

【诊断要点】

（1）轻度：釉质部分磨损，牙本质外露，无自觉症状或有敏感症状。

（2）中度：冠部组织大面积磨损，牙尖已平或存在深凹磨耗面，可有牙齿敏感症状，存在食物嵌塞、龈乳头炎、咬合创伤等。

（3）重度：髓角暴露或髓角顶端部位见着色圆点，并发牙髓炎、根尖周炎。颌间距离变短，可出现颞下颌关节损伤或功能紊乱。

【治疗原则】

（1）去除病因：改正不良的习惯，修复缺失牙齿等。

（2）对症治疗：如脱敏、牙体修复、调磨、根管治疗或牙周治疗。

（3）有咬合空间时，可行复合树脂直接粘接修复。

（4）必要时应联合颞下颌关节专业、修复专业协同诊治。

二、楔状缺损

【诊断要点】

（1）唇颊面牙颈部缺损，呈楔状、碟状、沟状或浅凹状。

（2）缺损表面光滑、坚硬，一般不着色。

（3）无症状或牙齿敏感，可并发龋病或者继发牙髓炎或根尖周炎。

【治疗原则】

（1）去除病因：调整咬合关系，纠正偏侧咀嚼习惯，均衡全口咬合负担；教授正确的刷牙方法；纠正口腔内酸性环境，改变饮食习惯。

（2）浅凹形缺损者，无症状的不处理，有症状的行脱敏治疗。

（3）较深的楔状或沟状缺损行复合树脂粘接修复治疗。

（4）并发牙髓炎、根尖周炎者行根管治疗。

三、牙隐裂

【诊断要点】

（1）磨牙和前磨牙有长期咀嚼痛和（或）冷热刺激痛史，特定部位有咬合痛，可有硬物硌伤的病史，或有喜食硬食、偏侧咀嚼的习惯。

（2）𬌗面可见与发育沟吻合并延伸越过边缘嵴的隐裂。

（3）碘酊或其他染色剂可使隐裂清晰可见，显微镜放大检查也有助于确认隐裂。

（4）患牙𬌗面多有异常磨损面和高陡牙尖，有侧方叩痛和咬诊痛。

（5）隐裂处常有色素沉着，可继发龋病、牙髓炎、牙髓坏死或根尖周炎。

（6）牙列可不完整，对侧牙有缺失或废用。

【治疗原则】

（1）针对病因，改变饮食或咀嚼习惯；修复缺失牙，均衡咬合力。对于隐裂牙，保存患牙是首要原则。

（2）无牙髓症状者，可调整咬合，磨除隐裂纹，复合树脂直接粘接修复。

（3）并发牙髓炎或根尖周炎者，行根管治疗。需先行降𬌗，尽量磨除隐裂纹后行复合树脂粘接修复，必要时行临时冠修复；尽快完成根管治疗操作后，及时行全冠修复。

四、牙根纵裂

（一）原发性根纵裂

【诊断要点】

（1）未经根管治疗的后牙出现牙髓炎或根尖周炎

症状。

（2）有长期咬合痛和（或）反复肿痛的病史。

（3）有叩痛，根裂部位可有扪痛、牙龈红肿，有不同程度的松动。

（4）有窄而深及根尖部的牙周袋，可并发牙周脓肿，晚期可探及折断牙根断端。

（5）患牙多咬合负担重，牙列不完整，如多颗牙缺失未修复、多颗患牙未经治疗而丧失功能等。

（6）患牙的X线片显示裂根根管影像增宽而呈线状，或根尖处的根管影像变宽，根周骨组织呈J形；晚期可见牙根一侧横断的牙根断片，断片甚至有移位。CBCT轴面观可见根管壁失去连续性，出现贯穿的线状透射影或分离的断片影像。

根管治疗患牙X线片上根纵裂影像被根充物阻射影遮挡，常不能有效分辨；CBCT轴面观也可能受根充物伪影的影响。

（7）当患牙未被识别牙根纵裂而因牙髓、根尖周病表现行根管治疗时，在用根尖定位仪于根管内测量长度时，可提示根管壁不完整，存在穿通牙周膜的通道，可以此作为提示。

【治疗原则】

（1）一旦确诊牙根纵裂，患牙预后不佳。若患牙松动明显或牙周破坏广泛，应予以拔除；若牙周条件尚好，可试行截根术或牙半切术。

（2）对因治疗：均衡全口咬合力，解除局部过重咬合负担。

（二）继发性根纵裂

【诊断要点】

（1）患牙已行根管治疗。

（2）多有咬合不适或咀嚼痛。

（3）局限性深、窄牙周袋，牙龈可有窦道口，靠近龈缘。

（4）X线片和（或）CBCT显示患牙已行根管治疗，根纵裂影像类似原发性根纵裂表现。但初期根纵裂影像常被根充物阻射影遮挡以致不能有效分辨，CBCT轴面观也可能受根充物伪影的干扰。

（5）若患牙不能确诊，牙周损害较轻，考虑保留患牙，可根据临床情况选择翻瓣术进行探查后确诊；若牙周-根尖周骨组织损害广泛，可诊断为牙周-牙髓联合病变而予以拔除。

【治疗原则】

（1）牙周条件较好时，可行截根术或牙半切术，同时均衡全口咬合负担。

（2）松动明显或牙周破坏广泛的患牙则予以拔除。

五、创伤性根横折

【诊断要点】

（1）患牙长期咬合不适，可有急性咬合外伤史。

（2）无任何牙体疾患，有叩诊不适或叩痛，根折侧叩诊浊音，有时可见或探及折断根的断面。

（3）患牙有Ⅰ～Ⅱ度松动，功能性动度明显。

（4）全口咬合力分布不均，患牙非工作侧有咬合干扰。

（5）可并发牙髓炎和根尖周病或牙周疾病。

（6）X线片可见透射的横折线，偶见折断根尖移位。

（7）开髓后患牙根在折断线处的异常探诊可协助诊断。

【治疗原则】

（1）均衡全口牙齿咬合负担，调除咬合干扰。

（2）若牙髓活力正常且牙周检查正常，可不处理，定期观察。

（3）已并发牙髓或根尖周病者，行根管治疗。

（4）折断部位与牙龈相通者，可酌情行截根术或牙半切除术。

六、牙酸蚀症

【诊断要点】

（1）有长期接触饮食酸、工业酸、酸性药物或者胃酸等历史。

（2）饮食酸引起的酸蚀表现：早期表现为釉质表面丝绸样光泽变化，釉质表面微结构（如横纹）消失，异样光滑。牙釉质和牙本质逐渐丧失，牙齿形态发生改变。

（3）工业酸引起的酸蚀表现：强酸造成牙冠表面刀削状平滑面，弱酸在釉牙骨质界处或牙骨质上形成窄沟状缺损。

（4）胃酸酸蚀表现：舌侧尖变平、变短，舌面釉质消失，表面光滑。

（5）缺损大时，可出现牙本质敏感、牙髓或根尖周疾病的症状。

【诊断要点】

（1）对因治疗：调整饮食习惯，改进生产设备，治疗相关系统性疾病。

（2）个人防护：用含氟牙膏刷牙或定期用 2% 苏打水含漱。

（3）缺损较明显者，修复外形和恢复功能。

（4）并发牙髓炎或根尖周炎者，行根管治疗。

第四节　牙外伤

一、牙震荡

【诊断要点】

（1）外伤史。

（2）牙体无折断或缺损。

（3）患牙可有不适感或一过性冷热刺激痛。

（4）牙髓活力测试反应不一。

（5）X 线片无异常表现。

【治疗原则】

（1）不做处理。嘱患者使患牙休息 1 ～ 2 周。

（2）记录牙髓活力测试结果，4 周和 1 年定期复查牙髓活力和其他症状。若出现牙髓或根尖周炎症，行根管治疗。

二、牙折

（一）不全冠折（釉质不全折断）

【诊断要点】

（1）外伤史。

（2）唇侧釉面上垂直、水平或放射状裂纹。

（3）无不适或轻度甜、酸、冷、热敏感。

（4）X 线片无异常表现。

【治疗原则】 不做处理，观察。

（二）冠折

1. 冠折未露髓

【诊断要点】

（1）外伤史。

（2）牙釉质和（或）牙本质缺损，未露髓。

（3）可伴有创伤性牙周膜炎或牙齿敏感症状。

（4）X 线片显示牙根及根尖周无异常。

【治疗原则】

（1）仅釉质折断，无症状：少量调磨锐利边缘。

（2）缺损达牙本质：复合树脂粘接修复或断冠再接，近髓者可行间接盖髓。

（3）治疗后 6 ～ 8 周、1 年复查，若发生牙髓坏死或根尖周病变，行根管治疗。

2. 冠折露髓

【诊断要点】

（1）外伤史。

（2）牙冠缺损并露髓。

（3）X 线片显示牙根及根尖周无异常。

【治疗原则】

（1）年轻恒牙应行直接盖髓或活髓切断术，待根尖形成后再行根管治疗或直接行牙冠修复。

（2）成年恒牙可于根管治疗后修复缺失牙冠。

（三）根折

【诊断要点】

（1）外伤史。

（2）叩痛，叩诊浊音，可有松动。

（3）X线片可见牙根横向或斜行透射线，必要时行CBCT检查，冠状面和（或）矢状面显示折线透射影。

（4）可有扪痛或异常动度，龈缘出血。

【治疗原则】

（1）测试并记录牙髓活力。

（2）根折线位于根尖1/3，患牙无症状者，可不做处理。

（3）根折线位于其他部位，如果根折线与龈袋不相通，应固定4周；若根折线近颈部，需固定4个月。

（4）根折线与口腔相通者，一般应拔除患牙。若残留牙根长度充足，可摘除断端冠，做根管治疗，并于牙根冠延长术或正畸牵引术后行桩核冠修复。

（5）陈旧性根折患牙，如有根尖病变，而且根折线与龈袋或牙周袋相通，则拔除。若根折线在根尖1/3且有窦道与根折线相通，其余部分牙周组织健康，可在根管治疗后做根尖手术。

（6）对于保存活髓的根折牙，于2周和1、3、6、12个月复查，观察折断根愈合情况及牙髓活力情况。若牙髓坏死或根尖周病变，则行根管治疗。

（四）冠根折

【诊断要点】

（1）外伤史。

（2）折断线累及牙冠和根部，均与口腔相通，牙髓多暴露。

（3）断片松动，触痛，可有牙龈出血。

（4）X线片往往显示折断线由颈部斜向根部。

【治疗原则】

（1）摘除断片后，评估断缘位置以及剩余根长等情况。

（2）若条件许可，则行根管治疗后桩核冠修复，必要时请相关专业会诊是否行冠延长术、正畸牵引等。

三、牙脱位

（一）脱出性脱位

【诊断要点】

（1）外伤史。

（2）患牙伸长或倾斜移位、松动，有叩痛、扪痛，伴有龈缘出血。

（3）X线片显示根尖周牙周膜间隙明显增宽，无牙根折断表现。

【治疗原则】

（1）生理盐水冲洗，局麻下轻柔复位，弹性固定2周。

（2）测定并记录牙髓活力。

（3）定期复查：6～8周、6个月、1年、5年复查，如果发生牙髓坏死、根尖周病或X线片显示牙根吸收，应行根管治疗，诊间氢氧化钙封药。

（二）侧向脱位

【诊断要点】

（1）外伤史。

（2）患牙向唇、舌或远中方向移位，松动，有叩痛、扪痛，常伴有齿槽窝侧壁的折断和牙龈裂伤。

（3）X 线片有时可见一侧根尖周膜间隙增宽。

【治疗原则】

（1）生理盐水冲洗，局麻下轻柔复位，弹性固定4 周。

（2）测定并记录牙髓活力。

（3）定期复查：6 ～ 8 周、6 个月、1 年、5 年复查，如果发生牙髓坏死、根尖周病或 X 线片显示牙根吸收，应行根管治疗，诊间氢氧化钙封药。

（三）挫入性脱位

【诊断要点】

（1）外伤史。

（2）临床牙冠变短，或伴有扭转。有叩痛，龈缘出血。伴有牙槽突骨折时，可有扪痛。

（3）X 线片显示根尖部牙周膜间隙消失，无根折表现。

【治疗原则】

（1）嵌入 3 mm 以下者，不做处理，记录牙髓活力。如果牙髓坏死，行根管治疗，诊间氢氧化钙封药。观察 8 周后未移动者，局麻下外科手法复位，并即刻固定 4 周。

（2）嵌入 3 ～ 7 mm 者，复位固定 4 周或正畸牵引复位。

（3）嵌入超过 7 mm 者，复位后固定 4 周。

（4）复位患牙 2 周内进行根管治疗，诊间氢氧化钙封药。

四、牙脱臼（全脱位）

【诊断要点】

（1）外伤史。

（2）牙齿完全脱出。

【治疗原则】

（1）尽早再植复位，最好 1 小时内再植。

（2）弹性固定 2 周（伴发牙槽骨骨折时固定 4 周）。

（3）再植 7 ~ 10 天内拆除固定前行根管治疗，诊间氢氧化钙封药。

（4）口服抗生素 1 周。

（5）4 周、3 个月、6 个月、1 年复查，临床检查结合 X 线片，注意牙根以及咬合情况。

（6）若干燥时间大于 1 小时，则再植前完成根管治疗。患牙远期预后较差。

若年轻恒牙干燥时间小于 1 小时，应尽量避免根管治疗。如果出现牙髓坏死，依次推荐行再生性牙髓治疗、根尖屏障术或根管治疗。

第五节　其他牙体病症

一、牙本质敏感症

【诊断要点】

（1）机械刺激时牙齿有酸软感觉，有冷、热、酸、甜激惹痛，无自发痛。

（2）探针尖检查可找到敏感点或面，多在牙本质外露部位、釉牙本质交界处或牙颈部。

【治疗原则】

（1）症状较轻者，可家庭自用脱敏剂。

（2）中重度患者，可由医生行药物脱敏治疗或激光脱敏治疗。

（3）长期不愈的重症患者，必要时采取有创性的治疗，如牙髓治疗。

二、牙根外吸收

【诊断要点】

（1）X线片显示根尖变钝或牙根表面虫蚀状不规则影像，局部牙周膜增宽；也可表现为牙根表面碟形凹陷或牙根变短，或根尖区外形不规则缺损，有时可见根管闭锁。

（2）患牙可无症状，牙髓活力正常。牙根替代性吸收时，牙齿动度消失，叩诊金属音。

（3）当外吸收发展到牙髓或牙周组织时，可出现相应的疾病症状，如创伤性根周膜炎、牙龈充血、牙髓炎、根尖周炎等。

（4）患牙多有外伤史、正畸治疗史，有时有漂白治疗史。

（5）患牙也可存在感染因素和压迫因素，如邻近埋伏牙或阻生牙。

【治疗原则】

（1）查找牙外吸收的病因，针对病因治疗。去除压迫因素，如调整咬合、拔除埋伏牙、摘除肿瘤，可以使外吸收停止。

（2）表面性吸收：有自限性，一般无须临床干预。

（3）患牙出现症状者，即做相应治疗。氢氧化钙封药可防止吸收进展。如果外吸收导致穿孔，建议使用生物活性材料修复。

（4）牙颈部外吸收者，可在相应牙周或根管治疗后修复颈部缺损。在需要牙周组织再附着处，建议使用生物相容性材料。

（5）发生替代性吸收的活髓牙，不建议进行牙髓治疗。对于儿童和青少年，可行自体移植、拔出后重新定位再植及拔除后修复等。注意保留位点以利于后期修复。

（6）牙根过短、临床松动明显时可考虑拔除患牙。

第六节　牙髓病

一、可复性牙髓炎

【诊断要点】

（1）主诉对温度刺激，尤其对冷刺激一过性敏感。

（2）无自发痛。

（3）可找到能引起牙髓病变的牙体病损或牙周组织损害等病因。

（4）冷测一过性敏感。

二、急性牙髓炎（包括慢性牙髓炎急性发作）

【诊断要点】

（1）典型的疼痛症状（自发性阵发痛、冷热痛、夜间痛、放散痛）。

（2）可找到能引起牙髓病变的牙体病损或牙周组织损害等病因。

（3）放射性疼痛，不能定位。

（4）温度测试疼痛，并且持续。

（5）可有轻叩痛。

急性牙髓炎应与三叉神经痛、龈乳头炎、急性上颌窦炎和干槽症进行鉴别诊断（表 2-4 至表 2-7）。

表 2-4　三叉神经痛与急性牙髓炎鉴别

	三叉神经痛	急性牙髓炎
扳机点	扳机点引起阵发性剧痛	阵发性自发痛，无扳机点
夜间痛	极少	明显
疼痛部位	沿三叉神经分支分布	一侧上下，不定位，有放射性痛
牙髓活力温度测试	不引起疼痛	激发痛，持续
患牙治疗	可无患牙或除外牙病后疼痛仍存在	治疗患牙后疼痛消失

表 2-5　龈乳头炎与急性牙髓炎鉴别

	龈乳头炎	急性牙髓炎
病史	食物嵌塞史	牙痛史
疼痛性质	持续性剧烈胀痛	阵发性剧烈锐痛
龈乳头	红肿，探痛且出血	正常
疼痛部位	多可定位	放散，不可定位
牙髓活力温度测试	可有一过性敏感	激发剧烈疼痛
止痛效果	牙龈乳头探出血后止痛	开髓后疼痛缓解

表 2-6 急性上颌窦炎与急性牙髓炎鉴别

	急性上颌窦炎	急性牙髓炎
病史	感冒史、上颌窦炎	牙病史
疼痛性质	持续性钝、胀痛	阵发性尖锐、剧烈的疼痛
夜间痛	不明显	夜间痛重
疼痛牙位	较明确是双侧上 567	不定位，任何牙位均可发生，有放散痛
叩痛	一侧多个牙（+）	（±）或（+）
牙髓活力温度测试	正常	激发剧烈痛
上颌窦前壁压痛	有	无

表 2-7 干槽症与急性牙髓炎鉴别

	干槽症	急性牙髓炎
病史	拔牙后 3 天至 2 周内发生疼痛	可无拔牙史
疼痛性质	持续痛，夜间痛不明显	阵发性自发痛，夜间痛重
临床检查	拔牙窝内空虚，骨外露，有臭味	患牙可有龋洞
叩痛	邻牙叩痛（+）	（±）或（+）
牙髓活力温度测试	邻牙可一过性敏感	激发剧烈痛

三、慢性牙髓炎

【诊断要点】

（1）长期冷热刺激痛病史和（或）自发痛史，多可指明患牙。

（2）可找到能引起牙髓病变的牙体病损或牙周组织损害等病因。

（3）温度测试呈异常表现。

（4）可有轻微叩痛。

慢性牙髓炎应与可复性牙髓炎进行鉴别诊断（表 2-8）。

牙髓息肉应与牙龈息肉和牙周膜息肉进行鉴别诊断（表 2-9）。

表 2-8　可复性牙髓炎与慢性牙髓炎鉴别

	可复性牙髓炎	慢性牙髓炎
自发痛	无	可有
龋洞探诊	敏感	敏感或迟钝
牙髓活力温度测试	冷测引起疼痛，刺激去除后消失	冷、热测敏感、迟钝或迟缓性痛，刺激去除后疼痛持续
疼痛放散	无	可有疼痛
叩痛	（－）	（＋）或（±）

表 2-9　牙髓息肉、牙龈息肉和牙周膜息肉鉴别

	牙髓息肉	牙龈息肉	牙周膜息肉
蒂部来源	髓腔	龈乳头	髓底穿孔处
髓底	完整	完整	不完整
X 线片	髓腔穿通	髓室完整	髓底破坏

四、残髓炎

【诊断要点】

（1）牙髓治疗史。

（2）治疗牙咬合不适，可有自发隐痛。

（3）温度测试施予强温度刺激，患牙可有迟缓反应。

（4）叩痛（±）或（+）。

（5）探查已治疗的根管内有残髓并有探痛，或找到有炎症牙髓的遗漏根管。

五、牙髓坏死

【诊断要点】

（1）无自觉症状，有疼痛史、外伤史、正畸史或充填修复史。

（2）可见深龋洞、充填体、深牙周袋或其他牙体硬组织疾患，或仅牙冠变色。

（3）牙髓活力测试无反应。

（4）叩痛（-）~（+）。

（5）X线片显示根尖周无明显异常。

六、牙内吸收

【诊断要点】

（1）一般无自觉症状，少数病例可有牙髓炎症状。

（2）可有外伤史或活髓保存治疗史。

（3）发生在髓室时，可见牙冠呈现粉色，有时可出现小范围暗黑色区域。发生在根管内时，牙冠颜色无改变。

（4）牙髓活力测试可正常或迟钝。

（5）叩诊同对照牙或有不适。

（6）X线片可见到沿髓室或根管有局限性对称的不规则透射影。CBCT有助于识别内吸收范围，以及髓腔壁是否穿通或根折等。

七、牙髓病治疗原则

牙髓病的治疗原则是保存活髓和保存患牙。

（1）可复性牙髓炎应去除病原后行活髓保存治疗。

（2）不可复性牙髓炎要保存患牙。急症时，应开髓引流减压、摘除牙髓，这是有效缓解疼痛的措施；急症缓解后，或非急性期，行根管治疗。

（3）患不可复性牙髓炎的年轻恒牙可考虑再生性牙髓治疗。

（4）根据牙体缺损情况，选择合适的修复方式，恢复患牙形态与功能。

第七节　根尖周病

一、急性根尖周炎

【诊断要点】

（1）有牙髓病史、外伤史或不完善的牙髓治疗史。

（2）有咬合痛，能定位。

（3）可见龋坏或其他牙体疾患，或深牙周袋，或充填物，或仅牙冠变色。

（4）有不同程度叩痛，牙龈红肿。

急性根尖周炎各临床阶段特征性诊断依据见表2-10。

表 2-10 急性根尖周炎各期的临床表现

症状和体征	浆液期	根尖脓肿期	骨膜下脓肿期	黏膜下脓肿期
疼痛	咬合痛	持续性跳痛	胀跳痛极剧烈	减轻
叩痛	（＋）～（＋＋）	（＋＋）～（＋＋＋）	（＋＋＋），最剧烈	（＋＋）～（＋）
扪诊	不适	疼痛	极痛，深波动感	浅波动感
根尖部牙龈	无变化 / 潮红	红肿，局限	红肿明显、广泛	肿胀明显
全身症状	无	无 / 轻	乏力，发热	减轻 / 无

【治疗原则】

（1）消除急性炎症：开髓，清除根管内容物，疏通根管，引流根尖渗出物。

（2）评估患牙的可保留性，根据诊断和下一步的治疗方案做不同的处置：

①若患牙可保留，初步清创引流后，浆液期患牙可于根管预备后封抑菌、抗炎、消毒药物；根尖脓肿期患牙可于疏通根管后行1天短暂开放，复诊后再行根管清理和封药；骨膜下脓肿期和黏膜下脓肿期患牙，在行髓腔引流和封药的同时做脓肿切开引流。急性症状缓解后，完成根管治疗。

②如患牙不能保留，则开放髓腔，急性症状缓解后拔除患牙。

（3）适当调整咬合。

（4）根据全身情况应用抗生素和非甾体抗炎药。

二、慢性根尖周炎

【诊断要点】

（1）无明显自觉症状，可有咀嚼不适，可有疼痛和（或）肿胀史。

（2）可见龋坏或其他牙体疾患，或深牙周袋，或充填物，或仅牙冠变色。

（3）叩痛不适或（＋），牙龈（或皮肤）可有窦道。

（4）牙髓坏死，活力测试无反应。

（5）X线片显示患牙根尖周有不同表现的X线透射区。

（6）经窦道口插入牙胶诊断丝，X线片可显示经窦道引流的病变部位。

（7）根尖致密性骨炎X线片表现：根尖部骨质局限性致密阻射影像，无透射区，多在下颌后牙。

（8）根尖周围骨组织出现X线透射区时，需注意与非牙髓源性根尖周病损鉴别，鉴别要点见表2-11。

【治疗原则】

（1）首选根管治疗。

（2）有窦型慢性根尖周炎患牙在根管预备后，需行根管封药，待窦道口闭合后再行根管充填。

（3）根管治疗后1～2年复查，若根尖病变无好转倾向或扩大，酌情行根尖手术。

（4）根管治疗后，择期进行牙冠修复，可根据剩余牙体组织量选择相应修复方式。

（5）无法完成根管治疗、根尖病变迁延不愈、牙周条件差或可修复性差等情况，考虑拔除患牙。

第八节　牙周牙髓联合病变

一、牙髓-牙周联合病变

【诊断要点】

（1）患牙疼痛或牙龈肿胀史，或牙髓治疗史。

（2）牙髓活力测试无活力。

（3）患牙有牙周引流通道，可探及深牙周袋，也可有牙周脓肿形成。

（4）X线片显示根尖周、根分叉处或牙根的一侧可有牙槽骨破坏的X线透射区。

表 2-11　非牙髓源性根尖周病损鉴别诊断

疾病	好发人群与部位	病史与症状	检查	影像学表现	治疗
骨化纤维瘤	儿童及青年人，女性多于男性 多发于下颌骨	初期无症状	后期颌骨膨胀肿大，面部畸形，牙齿移位 牙髓活力测试正常	有牙齿部位颌骨内呈单房或多房的外形不规则的 X 线透射区，外被薄层皮质骨板，内有骨小梁形成；邻近牙根偏斜，并可有吸收	无须治疗，定期观察，肿瘤增大明显则手术摘除
根尖周牙骨质-骨质发育不良	20 岁以上患者，女性多于男性 下颌切牙的根尖周围	一般无自觉症状	牙髓活力测试正常	溶骨期：根尖周膜附近有圆形 X 线透射区，似根尖肉芽肿 牙骨质形成期：大量牙骨质形成，根尖周不规则的透射区中心出现中等程度阻射的团块影像 成熟期：牙根尖致密团块影像，周边围以少量密度减低影像带	观察，无须处理

续表

疾病	好发人群与部位	病史与症状	检查	影像学表现	治疗
血外渗性囊肿	青壮年 下颌前部	可有外伤史或咬合创伤史 一般无症状	牙髓活力测试正常少数情况下伴牙本质过敏或异常感觉	囊肿在两牙间呈扇形展开，边缘清楚但无骨白线	手术摘除，防止日后波及牙根
骨纤维异常增殖症	儿童及青年人 上颌骨见于第一、二磨牙区	—	骨外形逐渐膨大，可有轻微痛或无痛，触诊为骨性硬度	病损表现为根尖周围的X线透射区并出现牙齿症状，不易与根尖周病相鉴别。根尖手术后病损组织的病理报告可明确诊断	牙齿无症状、牙髓活力测试正常时无须处理，观察
牙源性角化囊肿	10～30岁， 40～50岁 下颌第三磨牙区及下颌支部	—	牙髓活力测试正常	单囊型或多囊型，有时包含邻近未萌牙，有时萌出牙在角化囊肿内。囊腔可与邻牙根尖周重叠	及早手术摘除

发育性根侧牙周囊肿	任何年龄，平均50岁 下颌前磨牙区	无症状	牙髓活力测试正常	根侧单发的边界完整、呈圆形或卵圆形的X线透射区，骨白线完整。CBCT有助于诊断	及早手术摘除
鼻腭囊肿	多见于30～60岁患者。位于上颌切牙中间	无症状	牙髓活力测试正常	心形、圆形、椭圆形密度减低的影像，边界清楚并有密质骨边缘。囊肿较大时，相邻牙根可被分开，偶见牙根吸收	及早手术摘除
浆细胞肉瘤	40～70岁中老年人 下颌骨，常分布于下颌管附近骨髓腔	骨骼痛为特征。口腔表现可为最早症状：颌骨痛、肿胀和麻木，牙齿松动	牙齿无疾病，牙髓活力测试正常 骨皮质破坏穿孔，出现病理性骨折。全身恶病质。浆细胞数增加，白细胞数减少，尿中有本周蛋白	X线片早期可无表现，直至骨皮质穿孔时可见多个大小不等的圆形溶骨性凿孔状缺损，边缘清晰 偶见根尖周X线透射区	及早外科治疗

续表

疾病	好发人群与部位	病史与症状	检查	影像学表现	治疗
骨肉瘤	青少年，男性多于女性 5% 发生于颌骨，下颌骨更多见	早期症状为间歇性疼痛和麻木	患区牙齿叩痛，扪诊松动，类似牙髓病和根尖周病症状	肿瘤骨为中心的日光放射状阻射影。早期可有邻近牙牙周膜间隙增宽，牙齿硬骨板消失，下颌管外形不规则	及早外科治疗
地中海贫血综合征	—	慢性贫血表现	颌骨皮质骨变薄，牙齿松动，牙根变短呈针尖形。牙本质矿化不良，牙冠窝沟裂隙数目增多	X 线片见后牙区根尖附近骨组织呈多孔样，骨小梁模糊或消失；前牙区骨髓腔不规则扩大，骨小梁清晰可见	血液科治疗
白血病	—	口腔内症状有时成为初诊主诉问题	牙龈苍白而不规则增生，牙龈出血和溃疡坏死，牙髓炎样疼痛，牙周脓肿和牙齿松动	颌骨内根尖周广泛的牙槽骨吸收破坏，呈局灶性骨髓炎表现，牙根一侧的牙槽骨可全部被吸收破坏	拔牙可加速患者死亡，牙髓治疗可以减少此危险。应对症治疗，保持口腔卫生

【治疗原则】

（1）尽早进行根管治疗。

（2）去除咬合干扰或食物嵌塞等不利因素。

（3）病程短者，单纯进行根管治疗后，牙周病变即可完全愈合。

（4）病程长久，牙周袋已形成实质性破坏时，应在根管治疗后同时进行牙周治疗。

（5）数月后骨质仍无修复或深牙周袋仍在且炎症不能控制，可进一步行牙周治疗如翻瓣术等。

（6）本型一般预后较好。

二、牙周-牙髓联合病变

【诊断要点】

（1）长期牙周炎病史，近期出现牙髓炎或根尖周炎疼痛症状。

（2）患牙可见明显的局部致病因素、接触区不良或邻牙无接触，基牙负荷重，咬合创伤明显。

（3）患牙牙周袋可深达根尖附近，松动度不等，可有龈下石和溢脓。

（4）患牙一般无龋坏或其他牙体硬组织疾病。

（5）牙髓测试可出现激发痛或无反应等。

（6）X 线片可见一侧牙槽骨丧失较多，出现骨袋，袋底近根尖区或重度根分叉病变，或有广泛的牙周组织破坏。必要时 CBCT 有助于更好地了解骨质破坏范围与程度。

【治疗原则】

（1）考虑全牙列的治疗设计，决定患牙是否存留，必要时请牙周科会诊明确牙周病变程度和牙周治疗预后，共同制订治疗计划。

（2）若患牙可保留，可在急性炎症消除后行根管治疗。

（3）行牙周系统治疗，牙周治疗效果对预后影响大。

第三章

常用基本技术

第一节　口腔健康指导

一、口腔健康行为建议

（1）引导患者理解良好的口腔卫生有利于预防口腔疾病，保障治疗疗效。

（2）刷牙：正确刷牙，早晚各一次，以去除牙菌斑，清洁牙齿。

（3）含氟牙膏：每日使用，以预防龋齿，促进早期龋再矿化。

（4）牙线：饭后或睡前使用，去除牙间菌斑和嵌塞食物，牙间隙较大者可使用间隙刷。

（5）限制甜食：减少吃糖（包括含糖饮料）次数和量；食用后清水漱口；睡前不吃糖，仔细刷牙、漱口。

二、牙菌斑染色

（1）患者漱口后，用小毛刷 / 棒将菌斑染色剂涂于受检牙面，再次漱口。

（2）牙菌斑附着牙面呈红色，指导患者有效清除牙菌斑。

第二节 局部麻醉

一、术前准备

（1）仔细询问患者全身疾病史、用药史、药物过敏史。对有心血管疾病者，慎用加有肾上腺素的药物。对有过敏史的患者，慎用普鲁卡因类药物。

（2）选择合适的麻醉方法，对有牙槽骨和黏膜急性炎症的牙齿尽可能不选择局部浸润麻醉。

（3）对过度紧张的患者和有过度饮酒史的患者，可适当加大局麻药的剂量（常用量的基础上增加30%～50%）。

（4）需要麻醉牙髓神经时，可适当加大剂量（常用量的基础上增加20%～30%）。

（5）了解各类局麻药的作用特点和药物特性，避免过量用药。

（6）可对进针部位黏膜先行表面麻醉，减少进针时的疼痛。

（7）物品准备详见第六章第三节“局部麻醉的护理配合”。

二、表面麻醉

【适应证】

（1）用于黏膜表浅麻醉。

（2）用于局部麻醉注射麻醉药前，对进针部位黏膜组织的麻醉。

（3）用于抑制患者的恶心反射。

【操作步骤】

（1）用于黏膜表面麻醉：隔离唾液，将药物敷于麻醉部位，3～5分钟后拭去药物，令患者漱口。

（2）用于抑制恶心反射：将药物均匀喷于咽及舌后部黏膜表面，嘱患者不得吞咽，数分钟后将多余药液吐出。

三、局部浸润麻醉

【适应证】

（1）用于成人上颌单个牙和下颌单个前牙的牙龈组织、牙槽骨、牙周膜和牙髓的麻醉。

（2）用于儿童上下颌单个牙的牙龈组织、牙槽骨、牙周膜和牙髓的麻醉。

【操作步骤】

（1）麻醉牙髓组织时，药物注射部位尽可能在根尖位置。

（2）注射针的斜面与骨面平行进入组织。针头碰到骨面时略回抽少许，避免进入骨膜下。注射麻醉药前回吸无血，然后缓慢注射药物。

【注意事项】 注意回吸，以免误入血管。

四、髓腔内麻醉

【适应证】 适用于根管预备时牙髓麻醉不全的补充麻醉，也可单独用于麻醉牙髓组织。

【操作步骤】

（1）在露髓处先滴少许麻醉药，待表面麻醉后将注射针缓慢插入髓腔，边进入边注射麻醉药。

（2）若髓室顶已完全去除，可将麻醉药置于髓腔，用髓针将药液缓慢导入根管。

【注意事项】 髓腔内麻醉疼痛比较明显，首选其他麻醉方式。

五、牙周膜间隙麻醉

【适应证】

（1）适用于牙周组织的麻醉，以及根管治疗时牙髓麻醉不全的补充麻醉，也可单独用于麻醉牙髓组织。

（2）牙周炎症患牙慎用。

【操作步骤】

（1）进针点应位于牙周间隙，进入 2 ～ 3 mm 深，麻醉药量约为 0.1 ml。

（2）使用 STA 麻醉仪注射时，确认针尖进入牙周膜组织。

【注意事项】

（1）注射区域应为上皮附着水平以下。

（2）牙周间隙张力大，需稍用力注射。

（3）微量麻醉药即可有效。

（4）同时应尽量减少对牙周组织的不必要破坏。

六、鼻腭神经阻滞麻醉

【适应证】 适用范围为前腭部黏骨膜、上切牙腭部龈组织的麻醉。

【操作步骤】

（1）切牙乳头侧面进针，黏膜下注射少量麻醉药。

（2）改变针方向，使之与中切牙长轴一致。进针约 5 mm 进入切牙管，缓慢注射 0.2 ～ 0.3 ml 麻醉药。

【注意事项】 注射麻醉药前必须回吸无血。

七、腭大（前）神经阻滞麻醉

【适应证】 适用于硬腭后 2/3 黏骨膜，包括前磨牙以后部分腭侧牙龈组织的麻醉。

【操作步骤】

（1）腭大孔位于软硬腭交界前方 0.5 cm、腭中缝连线外及中 1/3 交界处。

（2）自对侧进针，进针点在第二磨牙腭侧自龈缘至腭中缝连线外及中 1/3 交界处，注射 0.5 ml 麻醉药。

【注意事项】 注射麻醉药前必须回吸无血。

八、下齿槽神经阻滞麻醉

【适应证】

（1）适用于同侧下颌骨自磨牙后区至中线范围内，包括牙槽骨、牙髓和牙周膜的麻醉。

（2）也可同时对舌神经和颊神经进行麻醉。

【操作步骤】

（1）注射时，嘱患者大张口，注射器位于对侧两前磨牙之间，向下颌咬合平面上 1 cm 处进针。

（2）向翼下颌皱襞前外方，于颊脂垫尖端进针，推进 1 cm，注射 0.5 ml 药液（选做，可麻醉舌神经），继续推进 1.5 ～ 2.0 cm 可达骨面，回吸无血后，注射药液（麻醉下齿槽神经）。5 分钟内，下唇和舌可出现麻木感。

（3）当解剖标志不清楚时，也可使针的方向与同侧后牙的咬合平面连线相同，沿此方向，从下颌升支内侧达升支中1/3与外1/3交界处，注射药物。

【注意事项】

（1）注意儿童不同发育期下颌骨的发育程度，调整注射点。

（2）缓慢进针，边进针边注射药液，有助于减少疼痛，避免刺破血管和神经。

（3）注射麻醉药前必须回吸无血。

九、局部麻醉失败的原因

（1）注射点不正确。

（2）药量不足。对于敏感部位的处理，如牙髓摘除，应增加麻醉药注射量，约增加常规药量的50%。

（3）局部炎症时采用浸润麻醉效果往往不佳，可改用神经阻滞麻醉。

（4）由于解剖变异或者患者体位的变化，没有掌握正确的解剖标志。

（5）嗜酒以及长期服用镇静剂、兴奋剂者，可出现麻醉不佳，往往需要加大药量。

十、局部麻醉可能出现的副作用

（1）过敏：使用前需询问药物过敏史。

（2）虚脱、出汗、头晕、恶心：与患者过度紧张或空腹有关。可令患者头低位仰卧数分钟，口服葡萄糖水，十几分钟后症状可缓解。

（3）血肿形成，多见于上齿槽后神经的麻醉。出现血肿一般不需要进行特殊处理，或行即刻冷敷。必要时可酌情给予止血药物和抗生素。一日后可酌情热敷，促进血肿吸收。

第三节　橡皮障隔离术

【术前准备】

（1）物品准备详见第六章第四节“橡皮障隔离术的护理配合”。

（2）牙齿准备：用牙线检查和清洁邻面。对于大面积缺损牙齿需制作假壁。

【操作步骤】

1. 橡皮布打孔

（1）根据牙齿位置确定橡皮布打孔的位置。

（2）通常1号和2号孔径用于下前牙和上前牙，3号孔径用于尖牙和前磨牙，4号和5号孔径用于上磨牙和下磨牙。

2. 安放橡皮障

（1）翼法（wing technique）

①将打好孔的橡皮布在口外用有翼的橡皮障夹撑开。

②用橡皮障夹钳将套在橡皮布孔中的橡皮障夹固定到隔离牙颈部，将夹翼上的橡皮布翻转至翼下。

③为口内操作时间最短的方法。

（2）橡皮布优先法（rubber first）

①将橡皮布按打孔部位套入牙齿。

②将橡皮障夹固定或用弹性绳楔于邻面接触点

以下。

③前牙需暴露多个牙齿时较方便。

④需防止橡皮障夹夹破橡皮布。

（3）弓法（bow technique）

①将橡皮布的孔套在橡皮障夹的弓部。

②将橡皮障夹固定在牙颈部。

③将弓部的橡皮布从橡皮障夹上翻过夹臂套至牙颈部。

④可以直视下放置橡皮障夹，减少可能对牙龈组织造成的损伤。

⑤可在无助手时操作。

⑥易发生橡皮布的撕裂，需打孔径最大的孔。

（4）橡皮障夹优先法（clamp first）

①将橡皮障夹直接夹在固位牙上。

②将橡皮布上的孔依次套过并暴露橡皮障夹的弓部、牙齿和橡皮障夹的夹臂。

③适用于无翼的橡皮障夹。

④橡皮障夹上应系有安全绳并保证安全绳位于口外，防止橡皮障夹的误吞误吸。

橡皮障夹应四点接触固定到牙颈部，弓部位于隔离牙远中或远离术区。用橡皮障支架将橡皮布四边于口外固定，注意不要盖住患者鼻孔，影响呼吸。

3. 检查和调整

（1）用牙线帮助橡皮布通过邻面接触点。

（2）检查牙颈部与橡皮布边缘密合。对于有渗漏的部位，使用暂时封闭材料。

（3）可放置咬合垫，保持患者张口度。

（4）吸唾器可从橡皮布下方放入口腔，也可另外剪出孔洞，从橡皮布上方放入。

（5）可在橡皮障与皮肤之间垫纸巾，减少刺激。

4. 取下橡皮障

（1）先用橡皮障夹钳取下橡皮障夹。

（2）将橡皮障支架和橡皮布一并取出，或者剪开牙间橡皮布间隔后取下。

（3）检查牙间隙是否遗留橡皮布碎屑。

【注意事项】

（1）可用牙线在夹子弓部打结，另一端固定在支架上以防橡皮障夹的滑脱。

（2）安装后有短时的压迫不适感，患者一般可以承受，可不必局麻。

（3）如有可能触痛牙龈，应给予局麻。

（4）对橡皮布过敏者，可换用非橡胶类隔离用品。

（5）治疗操作前要核实牙位是否正确（特别是完整牙齿需要开髓操作时）。

（6）对于烤瓷冠或全瓷冠牙，应将喙部卡抱于冠边缘的龈方。

（7）对于固定桥的基牙、根横折患牙或多个前牙，可用裂障技术（split-dam technique）。

（8）对于口呼吸习惯患者，可在术区以外区域制备口内外交通孔洞。

（9）对于剩余牙体组织过少或牙冠固位力差的患牙，选用高固位力（如有齿的）橡皮障夹，或用树脂制作固位突或假壁，必要时还可行冠延长术，或将橡皮障夹固定于邻牙。

第四章

牙体疾病治疗技术

第一节　局部用氟

【适应证】

（1）早期釉质龋——轻度白垩斑。

（2）龋多发患者。

（3）急性龋患者。

（4）口干症患者，包括头颈部放疗患者的龋病控制。

（5）局部义齿和正畸装置佩戴者。

（6）牙齿敏感症。

【操作步骤及要点】

（1）氟涂料：使用前清洁和干燥牙面，按说明书要求使用，1～4 次 / 年。

（2）氟凝胶：清洁牙面、隔离唾液，用托盘或直接在牙面涂布，1～4 次 / 年。

【注意事项】

（1）避免吞咽含氟材料。

（2）根据龋风险评估结果调整使用频率。

第二节 脱敏治疗

一、脱敏治疗适应证及注意事项

【适应证】

（1）因磨损、楔状缺损等牙体损伤引起的𬌗面或牙颈部的牙齿敏感症。

（2）牙龈萎缩或牙周治疗后暴露的牙颈部或支托窝处的牙齿敏感症。

【注意事项】

（1）患牙行𬌗面脱敏治疗的同时，注意检查对颌牙尖或嵴并予以调磨。

（2）对牙颈部有过敏区的患者，嘱其采用正确的刷牙方法。

（3）可配合家庭脱敏治疗：含氟牙膏刷牙，含钾盐牙膏局部涂擦，咀嚼大蒜或生核桃仁脱敏。

（4）脱敏无明显疗效且症状严重者，可考虑牙髓治疗。

二、麝香草酚熨热脱敏

【操作步骤及要点】

（1）隔湿、清洁和吹干牙面。

（2）将与敏感部位相应大小的浸有麝香草酚的棉片或棉球放置在过敏区。

（3）用相应大小的充填器工作端加热后熨烫棉片2～3次，至探针检查原敏感点消失。

（4）该法适用于𬌗面个别的敏感区。必须找出确切的过敏区并注意勿烫伤软组织。

（5）操作时令患者往外呼气防止烟气灼伤，同时由护士用强力吸引器配合吸去熨热产生的烟雾。

（6）对于达牙本质中深层的敏感区，不宜行此法脱敏。

三、氟化物脱敏

【操作步骤及要点】

（1）隔湿并清洁和吹干敏感区。

（2）可用小棉球蘸 75% 氟化钠甘油糊剂，涂擦 3 分钟。开始患牙区敏感，随后疼痛明显减轻。

（3）可用多乐氟（Duraphat，含 5% 氟化钠），将药液涂于牙面保持一定时间，使其在牙面形成一层薄膜，药液遇唾液凝固，呈淡黄色。

（4）可涂布 0.76% 单氟磷酸钠凝胶（pH ＝ 6.0），可配合使用托盘持续给药，增强脱敏效果。

（5）该法适用于牙颈部或根面的敏感区。

四、双组分药剂脱敏

【操作步骤及要点】

（1）隔湿、清洁和吹干牙面。

（2）按顺序使用药液。例如极固宁，1 液是两种可溶性钾盐，先使用 1 液产生初期脱敏作用；2 液含有钙盐、锶盐，使用 2 液深度封闭原来呈暴露状态的牙本质小管。

（3）使用时避免药液相互污染，减少有效成分。

五、专用树脂类脱敏

【操作步骤及要点】

（1）隔湿、清洁和吹干牙面。

（2）涂布脱敏剂。

（3）根据脱敏剂类型进行光固化或使其化学固化，严格参照操作说明。

六、激光脱敏

【操作步骤及要点】

（1）隔湿、清洁和吹干牙面。

（2）脱敏效果与激光器参数设置以及作用时间和使用方式密切相关。如果使用 Nd：YAP 激光，调节至硬组织作用模式。

（3）激光脱敏适用于多个牙咬合面和牙颈部的点状过敏区。

（4）注意佩戴特殊护目镜，勿直视激光，加强防护。

第三节　个别牙调𬌗

【适应证】

（1）因𬌗不协调导致的牙齿咬合病，例如创伤性根周膜炎、楔状缺损、牙髓病和根尖周病伴𬌗创伤、牙隐裂、创伤性根横折、牙根纵裂等。

（2）个别牙齿的食物嵌塞（无龋和牙周炎者）。

（3）牙髓治疗后的失髓牙调磨。

（4）磨损不均的异常牙齿外形预防性磨改。

【操作步骤及要点】

1. 检查确定𬌗干扰部位

（1）测定患牙的功能动度。查明患牙在正中𬌗，前伸𬌗和（或）侧方𬌗位是否有异常动度。

（2）检查患牙是否有高陡牙尖、小凹面和异常磨耗小平面。

（3）个别前牙的𬌗干扰检查：将示指横放在2～3个牙唇面，令患者分别做正中、前伸和侧方𬌗运动，用示指扪诊感觉𬌗干扰发生的牙位和𬌗位，然后用单层咬合纸记录该𬌗位的早接触区。

（4）个别后牙𬌗干扰检查：将2～3层1/2～1个牙尖宽（3～5 mm）的咬合纸分别放在牙齿牙尖的近中或远中斜面，令患者咬合，查明咬合痛的部位；然后再将一端一层、一端折三层的半个牙尖宽的咬合纸，分别放在牙尖的舌或颊斜面，令患者分别做正中、前伸、侧方（𬌗）工作侧和侧方𬌗非工作侧的运动，明确𬌗干扰的牙尖。

（5）个别后牙非工作侧𬌗干扰检查：将系成圆圈的牙线围绕下颌后牙的颊舌侧和最远中牙齿的远中，嘱患者下颌向对侧做侧方运动。在侧方运动的过程中，在不同部位嘱患者停止，向颊侧牵拉牙线，检查牙线是否可以拉出，观察阻碍牙线通过的上下颌接触点，此点即是侧方𬌗非工作侧𬌗干扰点。

2. 磨改牙尖或牙面的原则

（1）正中𬌗和非正中𬌗均有𬌗干扰时，调磨早接触的牙尖。

（2）正中𬌗有干扰，非正中𬌗关系正常时，磨改牙窝的早接触区。

（3）正中𬌗关系正常，非正中𬌗有干扰时，磨改牙窝斜面上的早接触区。

3. 磨改方法

（1）选用点磨法，调磨少量应该磨除的早接触区。然后让患者做咬合运动，原有咬合不适或痛处明显减轻或消失即可。

（2）对于食物嵌塞患牙的充填式牙尖，磨低牙尖高度，磨改成圆钝形牙尖；两邻牙边缘嵴高低不齐时，磨低高边缘嵴，磨改外形与邻牙协调；溢出沟或外展隙消失时，加深已消失或变浅的𬌗面、靠近邻面的窝沟，使沟呈“八”字形，沟底窄而口宽，修出应有的外展隙。还要注意调磨相邻两患牙𬌗面上造成咬抬时两牙分离力量的过陡牙尖和（或）深凹。

（3）对于失髓牙的高陡牙尖，尤其是上磨牙颊尖和下磨牙舌尖，应将其磨低，并磨改为圆钝形。

（4）对于中、老年患者牙齿磨损不均造成的过陡牙尖和过分锐利的边缘，磨改圆钝。

【注意事项】

（1）对创伤性𬌗的判断应该在根尖周没有急性炎症以及牙周组织的炎症被控制后进行，因为有炎症时牙齿可伸长或移位。

（2）必须查明𬌗干扰点才能调磨。

（3）对于没有咬合创伤症状和体征的早接触或𬌗干扰情况，一般不建议做预防性调𬌗。

（4）每次只能少量调磨，调磨时如发生牙齿敏感症，应立即进行脱敏处理。

（5）调磨后须用橡皮轮抛光，以免刺激软组织。

（6）调𬌗后应复查，检查和调磨新出现的𬌗干扰点。

（7）调𬌗治疗时，应同时注意发现和处理全口𬌗力负担不均的问题，例如治疗其余患牙、拔除不可治患牙和修复缺失牙。

（8）对于成组或全口牙齿的𬌗干扰，应该与修复科和牙周科共同会诊讨论。

第四节　牙漂白术

一、冠内漂白

【适应证】 失髓的变色前牙，患牙已行完善根管充填。

【操作步骤及要点】

（1）完善根管治疗：拍摄 X 线片确认。

（2）术前比色。

（3）髓腔清理：安装橡皮障，清除髓腔内根充物、树脂材料及暂封材料等所有内容物。

（4）去除牙颈部根管口部分根充物，用玻璃离子水门汀垫底至少 2 mm，阻止脱色剂向根方渗透。牙周探针测量确定垫底材料冠方高度位于牙龈的附着上皮水平。

（5）除去髓腔内的玷污层：髓腔内涂布 35% 磷酸 30 秒，彻底冲洗，吹干髓腔。

（6）置入脱色剂：根据脱色剂性状小心使用。

将脱色凝胶直接放入髓腔与唇侧壁接触，可用小棉片保持凝胶不移位。当使用 30% 过氧化氢水溶液时，用小干棉片蘸至不饱和状态，放入髓腔并与唇侧壁贴合，再用镊子夹取 30% 过氧化氢水溶液放入髓腔，使棉片呈过饱和状态。

（7）髓腔封闭：用黏性较强的封闭剂封闭，避免脱色剂泄漏。

（8）复诊：根据所用脱色剂的不同，确定复诊的间隔时间。每次复诊时均应记录牙齿颜色，复诊次数依颜色的变化而定，一般需 3 ～ 6 次，每次间隔 3 ～ 7 天。若经多次复诊后牙色未达到预定目标，且颜色变化已不明显，应终止漂白治疗。

（9）完成：漂白治疗终止后 2 周，用合适的牙色复合树脂充填髓腔。

【注意事项】

（1）处置前用比色板或比色仪记录患牙颜色，并向患者说明疗次和疗效的不确定性。

（2）确保髓腔牙本质充分暴露，注意揭净髓室顶，避免残余牙髓。

（3）正确放置垫底材料。由于牙颈部牙本质小管呈 S 形，垫底物冠方高度如果明显高于牙龈的附着上皮水平，将影响牙冠颈部脱色效果。垫底物冠方高度如果低于牙龈的附着上皮水平，则可能颈部药物渗漏导致吸收。

（4）严密暂封，防止 30% 过氧化氢水溶液灼伤软组织。

（5）牙冠破坏过多、颈部冠壁过薄的患牙不宜使用此法。

二、冠外漂白（诊室漂白）

【适应证】

（1）牙齿的增龄变色或者外源性变色。

（2）牙齿表面无缺损、轻度着色的四环素牙或氟牙症。

（3）中、重度变色牙进行树脂或瓷贴面之前的前序治疗（减轻变色程度）。

【操作步骤及要点】

（1）完成基础治疗：治疗牙体及牙周疾病。

（2）术前比色。

（3）使用开口器撑开口角，保护口腔黏膜，口角涂布凡士林。

（4）保护牙周软组织：在牙周软组织上涂布牙龈保护剂，光照 5 秒固化。

（5）清洁牙面：用橡皮杯蘸适量浮石粉和水清除牙面菌斑，避免使用含有甘油或氟的清洁剂。

（6）漂白：将漂白剂均匀涂至待漂白牙齿唇颊面。根据所使用漂白剂种类，按照说明操作，必要时采用相应光源或其他激发源照射。

（7）冲洗：采用强吸去除漂白剂，也可用棉球等除去牙面漂白剂。用温水冲洗牙面，勿用冷水降温，避免温差过大引起不适。

（8）干燥牙面，用中性氟化钠糊剂涂布牙面 5 ～ 10 分钟。

（9）嘱患者复诊期间使用含氟牙膏刷牙或用再矿化液含漱，近 2 周内避免接触咖啡、茶等深色饮食。

【注意事项】

（1）若牙齿出现过敏症状，应酌情去除该患牙表面漂白剂或缩短使用时间。

（2）矿化程度低或着色深者疗效差，应注意选择适应证并首先向患者说明。

（3）着色深或伴随釉质发育不全的四环素牙应选用贴面或全冠方法改善牙色。

三、冠外漂白（家庭漂白）

【适应证】

（1）牙齿的增龄变色或者外源性变色。

（2）牙齿表面无缺损、轻度着色的四环素牙或氟牙症。

（3）中、重度变色牙进行树脂或瓷贴面之前的前序治疗（减轻变色程度）。

【操作步骤及要点】

（1）制作个性化牙套：取印模，灌制模型，在拟漂白的模型牙齿的唇颊侧放置缓冲剂，制作漂白剂储藏库，在模型上制作精确牙套。

（2）修整并试戴牙套，使牙套边缘覆盖牙龈缘 1 mm 以上，边缘打磨光滑，避免对口腔软组织造成刺激。

（3）教患者如何摘戴、如何放置漂白剂。常用漂白剂为 3% 过氧化氢或 10% 过氧化脲溶液。

（4）医嘱：漂白剂用量适当，勿溢出牙齿范围，如有溢出应及时去除，防吞咽；每次戴用时间至少持续 4 小时（宜夜间应用），每天 2 次效果更好；出现牙齿过敏、牙龈炎症时，停戴 1 ～ 2 天，并与医生联系。漂白期间建议使用含氟牙膏刷牙。

【注意事项】

（1）个体间疗效差异大，一般需 1 ～ 6 个月。

（2）每 2 周复诊一次，了解患者操作是否正确，检查牙色改变状况、牙龈有无炎症、牙套有无缺陷等，发现问题及时解决。

四、微研磨技术

【适应证】 釉质表面有光泽且无缺损的着色氟斑牙。

【操作步骤及要点】

（1）橡皮障隔湿，清洁并吹干牙面。

（2）将微研磨膏放置在牙面着色处，将研磨头安装在低速马达上，选择中速，适当加压使用，研磨 60 秒后冲洗干净。可重复 3 ～ 5 次。

（3）对于着色深的患牙，可配合使用祛氟剂，建议使用 1 ～ 2 次，轻力涂擦。使用后冲洗干净。

（4）治疗结束后充分漱口，嘱复诊期间使用含氟牙膏刷牙或用再矿化液含漱。

【注意事项】

（1）治疗前向患者说明治疗后可能出现冷热激惹痛症状，数日后可自行消退。

（2）对于釉表面无光泽（矿化程度低）或着色深的患牙，治疗前应向患者说明漂白疗效差。

（3）可配合进行诊室漂白和家庭漂白，加强漂白效果。

第五节　玻璃离子水门汀充填术

【适应证】

（1）龋易感者的龋损。

（2）Ⅴ类洞和小面积Ⅲ类洞充填修复。

（3）高强度玻璃离子水门汀可用于𬌗面窝洞的充填修复。

（4）与复合树脂联合使用充填修复牙体缺损。

（5）作为暂时性充填材料封闭窝洞。

【操作步骤及要点】

（1）去除龋坏组织，清洁和干燥窝洞。

（2）调拌材料，充填，修整外形。材料固化后在充填体表面涂布防水涂料，如凡士林。

（3）必要时，24 小时后修形抛光。

【注意事项】

（1）基牙缺损时不宜使用。

（2）注意材料的正确调拌。

（3）充填时，应尽快修整外形。材料一旦开始凝固，立即停止修整，待 24 小时后再修整磨光。

第六节　复合树脂直接粘接修复术

【适应证】

（1）龋病和其他牙体疾病导致的前牙及后牙牙体缺损。

（2）前牙形态异常（畸形牙、扭转牙等）或前牙小间隙的改形修复。

（3）前牙轻度色泽异常（四环素牙、氟斑牙、失髓变色牙等）的直接贴面修复。

（4）后牙承力区完全在材料上或前牙深覆𬌗的大面积牙体缺损修复，应定期随访观察，必要时改行其他修复方式。

【操作步骤及要点】

1. 牙体预备

（1）可进行局部麻醉，去除旧修复体、增生牙龈、食物残渣等。

（2）制备龋洞入路后，先去净外周龋坏组织，再小心去除近髓龋坏组织。不涉及美观的区域，可以保留硬化着色的牙本质。

（3）修整洞缘，去除薄壁弱尖并使外形线圆缓。尽量保留洞缘釉质以提高粘接耐久性，必要时扩展洞形，增加粘接面积，或辅助制备机械固位洞形。

（4）后牙咬合面无需制备洞缘斜面。

（5）前牙唇面缺损可以制备 1 ～ 3 mm 釉质层刃状或肩台样斜面，以增加粘接面积并改善修复材料向牙齿的色彩过渡。

（6）对于前牙树脂贴面等涉及美观的修复体，视遮色要求少量磨除唇面釉质（约 0.5 mm），近远中越过边缘嵴，充分盖过邻面着色范围并保留接触区。切缘根据咬合情况及改形要求选择对接、平齐或包绕预备方式。

（7）对于楔状缺损及咬合面磨损导致的牙齿缺损面，应打磨粗化硬化牙本质，以增强粘接效果。

（8）考虑个体龋易感性，对不易清洁的区域可以做适当的预防性洞形扩展。

2. 比色

（1）使用比色板或比色仪等工具，也可直接将少量树脂材料在牙面固化进行直接比色。

（2）选择适宜的自然光线环境，保持牙齿湿润状态，快速（几秒内）完成。

（3）可进行分区比色。缺损较大时，可选择同名正常牙比色。

3. 隔湿　尽可能采用橡皮障隔湿技术。不能上橡皮障时，应采用纱卷、排龈线、挡舌板、吸唾器等控湿措施。

4. 护髓

（1）术中意外露髓时，可用生物活性材料行直接盖髓术。

（2）必要时用玻璃离子水门汀或者树脂改性玻璃离子材料垫底。垫底不作为深龋治疗的常规步骤。

5. 上邻面成形系统

（1）根据缺损大小及位置选择合适的邻面成形系统。

（2）推荐使用有预成接触点的分段式成形系统。

（3）使用楔子等填充邻间隙空间，使成形片与邻面龈缘的封闭良好。

（4）使用楔子、分牙环等有效分牙措施，以补偿成形片的厚度。

6. 粘接

（1）清洁牙面。

（2）按照粘接剂使用说明进行操作。

（3）釉质酸蚀处理：磷酸酸蚀洞缘后，应充分冲洗并干燥，脱矿釉质呈白垩色。

（4）对牙本质行酸蚀处理。两种方法：①磷酸同时酸蚀釉质及牙本质（全酸蚀）后，充分冲洗，用棉球蘸干窝洞（防止过干）；②用自酸蚀预处理剂涂布洞壁牙本质和磷酸酸蚀脱矿的洞缘釉质，以柔风充分吹薄。

（5）涂布粘接剂并尽量吹薄，光照 10～20 秒固化。

7. 填充复合树脂材料

（1）常规充填树脂，推荐斜分层技术，每次不超过 2 mm 厚，防止材料固化不全和过大聚合收缩应力。

（2）如用整块充填树脂，按照操作说明使用。

（3）对于洞底、洞壁、龈阶，推荐使用流动树脂衬层，注意勿及洞缘。

（4）后牙邻𬌗面洞优先修复邻面缺损，将Ⅱ类洞转化为Ⅰ类洞后再修复咬合面。

（5）前牙修复

①对于涉及美观的树脂修复体，使用多色系分层充填技术。牙本质层使用透明度较低的树脂材料，釉质层使用透明度较高的材料，切端可加用少量高透及遮色树脂以模拟切缘光晕效果（halo）。

②牙齿变色较明显者可使用遮色剂，或术前漂白。

③可使用硅橡胶导板技术辅助修复前牙缺损，实现更好的舌侧釉质层形态及更准确的树脂分层。

8. 光固化

（1）光源与树脂材料位置尽可能接近。

（2）对于较深窝洞，应增加光照时间。对光照薄弱区注意从不同角度照射。

9. 修形与抛光

（1）修整和初步抛光在当天完成，修复后 1 周进行精细抛光。

（2）用车针在水冷却下修整边缘及咬合高点，钻针应从修复体向牙面方向。

（3）必要时用磨光砂条修整邻面。

（4）用抛光碟片或抛光尖由粗到细顺序抛光。最后用抛光布轮加抛光膏干抛获得高光泽表面。

【注意事项】

（1）去腐时，注意去净釉牙本质界处的腐质，近髓处注意避免意外露髓。

（2）注意控制盖髓垫底材料的面积，保留足够的洞缘粘接封闭。

（3）对于根管治疗后的牙齿，使用粘接剂及流动树脂材料封闭根管口，再使用复合树脂材料修复缺损，以提供足够的冠部封闭。

（4）注意粘接剂保存条件，使用前避免光照和过早取出使有效成分挥发。

（5）注意定期检测光固化灯强度（> 300 mW/cm^2）。

（6）注意医护人员眼睛防护。

（7）修复体完成后应定期维护，保持表面形状，延长使用寿命。

附录 4-1 粘接方案的选择

- 对仅限于釉质的缺损，10% ～ 30% 磷酸酸蚀 15 秒，彻底冲洗吹干后酸蚀后表面呈现白垩色，使用树脂粘接剂。
- 对于缺损内釉质面积较大又累及部分牙本质的缺损，建议选择性磷酸酸蚀釉质后使用两步法自酸蚀粘接剂；也可选用两步或者三步法全酸蚀粘接剂，磷酸用于牙本质表面时充分冲洗后，窝洞内使用棉球蘸干，不要彻底吹干。
- 对于缺损内釉质面积较小而以牙本质为主的近髓窝洞，建议使用两步法自酸蚀粘接剂。

附录 4-2 前牙切角缺损辅助舌侧导板的制作

- 制取前牙缺损区段石膏模型，制作缺损部分修复体的蜡型，在口外调整好舌侧及切缘外形。
- 使用硅橡胶或者其他适宜材料制作修复体蜡型的舌侧阴模，去除阴模的大部分唇侧材料，仅保留切缘位置外形，近远中至少覆盖一颗邻牙。

第七节 椅旁 CAD/CAM 修复技术

【适应证】

（1）可修复的牙体缺损，患牙修复后能够正常行使功能。

（2）牙体缺损部位位于龈上或通过排龈、牙冠延长术等可采集到清晰的数字印模。

（3）数控加工设备能够满足修复体精度要求。

【操作步骤及要点】

（1）去除薄壁弱尖，根据缺损范围和牙髓状态等设计修复体类型。

（2）设计边缘线：修复体殆面边缘线离开咬合接触点 1 mm。邻面颊舌洞缘线扩展至自洁区，龈方洞缘位于接触点以下，尽量置于龈上（可借助排龈或冠延长术），保证光学印模精确和边缘线清晰。

（3）制备固位形和抗力形：殆面修复体空间要求非功能尖不小于 1.0 mm（E. max）～1.5 mm（Empress，Vita Mark II 等），功能尖不小于 1.5 mm（E. max）～2 mm（Empress，Vita Mark II 等），龈阶宽度不小于 1 mm，峡部宽度不小于 2 mm。冠内预备形轴壁略外展（可至 15°～20°），冠外预备形轴壁略内聚，以获取共同就位道。不需要洞缘斜面。

（4）精修完成：用细砂粒金刚砂车针修整各壁，注意使组织面轮廓形成圆滑的曲线。将窝洞侧壁和各壁之间的过渡部分修整圆钝，点线角应清晰、略圆钝。

（5）获取光学印模：从不同角度扫描预备体，同时扫描对殆牙和从颊侧面扫描咬合像，以获取修复体的殆面解剖形态及咬合信息。注意蓝光扫描系统需要先喷涂对比度增强剂。

（6）计算机辅助设计：在获取的光学印模上根据邻牙及对殆牙的信息设计修复体外形，包括轴面形态、咬合与邻面接触区。

（7）计算机辅助制作：选择和安装材料块，将修复体信息传输至数控研磨机，研磨获得修复体。

（8）试戴：在口内试戴，进行必要的调磨至修复体完全就位，在颊舌向和近远中向稳定且没有翘动、边缘密合、邻面接触良好、咬合良好、外形适合。

影响修复体就位的原因可能有：接触点过紧，修复体组织面有不规则高点，或者预备体上有过锐凸点。可先将光学印模放大，观察预备体组织面是否有急锐突出区域，用薄咬合纸确定位置，将其小心磨除（应尽量在取光学印模前完成）。然后用薄咬合纸检查邻面接触和组织面有无障碍，进行必要的调磨。预备体有倒凹时也会影响就位。如果倒凹较大，需要重新进行牙体预备，重新制作修复体。

（9）抛光或上釉：在体外对试戴完成的修复体进行精细抛光或上釉及外染色。

（10）粘接（以树脂水门汀粘接全瓷修复体为例）

①安放橡皮障。

②瓷修复体组织面处理：用5%～9%氢氟酸酸蚀20～60秒（根据不同的瓷修复体类型和酸蚀剂，按照说明使用），水冲洗60秒，吹干。再涂布硅烷偶联剂60秒，吹干。

③预备体表面的处理：用75%乙醇棉球清洁牙齿表面（如喷粉，需擦净），根据选用的粘接系统处理预备体牙面。

- 酸蚀–冲洗型粘接系统：用37%磷酸酸蚀釉质15～30秒、牙本质15秒，彻底冲洗，轻轻吹干釉质，牙本质表面用小棉球蘸干并保持湿润，涂布粘接剂后吹成薄层。
- 自酸蚀粘接系统：用自酸蚀粘接剂处理牙面。釉质部分可以进行选择性磷酸酸蚀。
- 自粘接系统：牙面可不处理。

④调拌树脂水门汀：树脂水门汀一般是树脂基质和催化剂两种组分。用塑料调刀将基质和催化剂在调和板上调匀，然后依据说明用小刷子均匀涂布于窝洞内或修复体表面。

⑤放置修复体：迅速将修复体放置就位，用探针探查边缘，确认修复体已完全就位。各面先光照2～3秒，粘接剂呈面团状，去除多余的粘接剂，邻面的粘接剂可以用牙线清理。

⑥光照固化：从颊舌、咬合面等不同方向各光照至少40秒。

（11）修形和抛光：检查正中𬌗、侧方𬌗并进行调磨，直至没有早接触和𬌗干扰。最后用细金刚砂车针进一步去除边缘残余粘接剂，修整外形，用抛光轮和抛光尖进行系列抛光。

【注意事项】

（1）设计修复体时根据牙位和缺损大小，以及材料选择，考虑固位、抗力和美学要求。

（2）研磨仪的组织面研磨车针的直径最小为 1 mm，牙体预备中应避免形成直径小于 1 mm 的预备空间。

（3）可将光学印模放大，观察预备体是否有缺陷，在椅旁及时纠正。

（4）注意应在完成粘接后调𬌗，粘接前进行咬合测试容易导致修复体折裂。同时在试戴阶段应注意不要用力摁压修复体，防止修复体折裂。

（5）椅旁直接进行修复体抛光时，注意将邻面和接近龈缘等粘接后不易在体内抛光的区域尽量抛光。对于接触区，防止用粗颗粒抛光器械过度打磨，避免造成接触点松。

附录 4-3　牙体预备（以全冠预备为例）

- 𬌗面或切端预备：对于后牙，用金刚砂车针分别沿着颊舌尖斜面先切割出 2～3 个深约 2 mm 的指示沟。对于前牙，可以在切端作出切缘指示沟，深约 2 mm。然后将指示沟间的牙体组织磨除至邻面边缘。如果选用氧化铝瓷或者氧化锆瓷，𬌗面或切端厚度可以相应减小。
- 唇颊面预备：可先做深约 1.5 mm 的指示沟。前牙可在切 1/2 和颈 1/2 分别做指示沟，然后磨除指示沟间的牙体组织。

（续）

- 邻面预备：先用细针状金刚砂车针磨开邻面，打开接触区，注意不要损伤邻牙。然后用锥形金刚砂车针进一步修整邻面，去除倒凹，与唇颊舌面移行衔接。
- 舌面预备：后牙舌面预备与颊面预备相同。前牙舌面可分成舌窝和舌隆突下轴壁分别预备。预备舌隆突下轴壁时，在平行于唇面颈部的方向先作出深约 1.5 mm 的指示沟，磨除指示沟间的牙体组织，形成与唇面颈部平行的轴壁，进一步修整使之与邻面移行。预备舌窝时，可以先用小球状金刚砂车针在舌窝处做深约 1.5 mm 的指示沟，然后用轮状或者橄榄状金刚砂车针磨除沟间组织。
- 肩台预备：对于全瓷修复体，一般采用无角肩台。若采用直角肩台，则内线角应圆钝。预备时可先用平头金刚砂车针（尖端直径 1 mm）沿颈缘四周预备出宽 1 mm 的肩台，然后再用圆头金刚砂车针圆钝肩台内侧线角。在前牙，唇颊侧肩台位置一般置于龈下，因此预备前要先排龈；邻面和舌面可置于龈上。后牙肩台应尽量置于龈上。

第八节　牙体疾病治疗并发症的预防和处理

一、意外穿髓

【预防】

（1）在备洞前，拍摄 X 线片了解牙髓腔情况。

（2）备洞时注意避让高陡髓角，如下颌第一前磨牙的颊侧髓角、上颌第一磨牙的近中颊侧髓角等。

（3）备洞时要注意，年轻恒牙的牙髓腔较大，老年人髓室顶底距离缩小，髓角相对较高。

（4）去腐时先去除外围腐质，再去除近髓处的腐质。近髓处的操作应小心谨慎，使用慢速手机或手动器械（如挖匙），忌用高速涡轮机。

（5）急性龋的软化牙本质多，修复性牙本质薄，可采取二次甚至多次去腐法。

【处理】 发生意外穿髓时，可根据患牙的牙髓生活状态、穿髓孔的大小选择直接盖髓术、活髓切断术或进行根管治疗。

二、冷刺激敏感

深龋治疗后冷刺激敏感可能是因为渗漏、另有未发现的龋或牙体缺损、术前牙髓状态判断有误、术中激惹牙髓等。如果术前诊断正确，操作步骤无缺陷，可将其视为术后反应。

【预防】

（1）备洞时避免过大的压力或冷却不足造成牙髓刺激，应仔细检查和淘汰陈旧钝化的车针，保证高速涡轮机降温措施到位。

（2）避免持续钻磨，长时间切割牙本质。

（3）保证充填体边缘密合，减少因渗漏导致外界刺激激惹牙髓。

（4）仔细检查以避免遗漏龋洞。

【处理】

（1）术后反应和操作因素造成的一过性冷刺激敏感多可自行缓解。嘱患者暂时避免冷刺激，观察。一般无需特殊处理。应以预防为主。

（2）如果症状好转但未消失，或症状维持原状但未出现新的临床反应，可继续观察 2 ～ 3 个月。如果仍不好转，应除去充填体，进行安抚治疗，待症状消失后再修复。

（3）对于边缘不密合的病例，须重新充填。

（4）如果遗漏龋洞，按照新龋坏进行备洞和充填。

三、牙髓源性自发痛

牙髓源性自发痛表现为阵发性、放散性痛，不能定位，同时伴有冷热激发痛。部分牙髓源性疼痛可能是由深龋或可复性牙髓炎转归为不可复性牙髓炎的表现。

【预防】

（1）仔细检查，避免深龋坏已有露髓点而未发现。

（2）治疗前要明确诊断，排除无症状慢性闭锁性牙髓炎。

（3）操作时避免牙髓刺激发展为牙髓炎。

【处理】 对患牙进行牙髓治疗，但治疗前应检查同侧有无其他患有牙髓炎的牙。

四、牙周源性自发痛

牙周源性自发痛表现为持续性胀痛，可定位，冷热刺激不引发疼痛或只引起牙齿敏感症状，常伴有咬合痛。

【预防】

（1）操作中避免对牙周组织造成机械或化学刺激。

（2）充填时避免充填体悬突。

（3）注意恢复充填体与邻牙正常接触，避免出现食物嵌塞，导致牙龈乳头红肿或萎缩。

（4）颊舌侧充填体应恢复牙齿外形的正常凸度。突度过小，食物撞击牙龈边缘，引起牙龈炎症；凸度过大，失去食物对牙龈的按摩和自洁作用，引起牙龈炎症。

（5）若对殆牙牙尖或嵴过锐且正对患牙牙间隙，治疗前应调磨圆钝，避免咀嚼时使食物嵌入患牙牙间隙，引起牙间乳头炎。

【处理】

（1）轻度炎症可不处理，嘱患者注意口腔卫生。也可局部冲洗，创面涂碘甘油。

（2）存在充填体悬突时，可用金刚砂钻针或修整条磨除悬突。磨除困难者拆除充填体后重新充填，炎症牙龈冲洗上药。

（3）充填体突度过小者应重新进行充填，过大者进行磨改。

（4）对殆牙存在过锐牙尖或嵴时，进行调磨。

五、咬合痛

【预防】

（1）充填修复治疗前，仔细检查患者的咬合情况，适当进行咬合调整。

（2）充填修复治疗后，仔细调整咬合，避免殆面充填体存在高点，咬合时出现早接触。

【处理】 如果早接触部位的对殆牙有过锐的尖嵴，应先予以磨除，然后调磨充填体的早接触点。

六、充填体折断或脱落

【预防】

（1）避免窝洞制备缺陷，如窝洞过浅或充填体太薄，鸠尾峡过窄，轴髓线角过锐，与鸠尾峡同处一垂直平面。

（2）后牙𬌗面洞缘不制备斜面，避免洞缘复合树脂过薄。

（3）粘接修复时要保证足够的粘接面积。

（4）粘接修复时避免牙面处理不充分，或处理后的牙面被污染。

（5）材料应压实，填入点线角、倒凹等微小区域，避免充填体-牙体界面出现间隙。

（6）嘱患者及时纠正不良饮食习惯或错误清洁方法。

【处理】

（1）可局部清理后重新充填修复。

（2）必要时重新牙体预备，充分考虑充填体抗力及固位。

（3）严格按照说明准备 / 调制和使用材料。

七、牙齿折裂

【预防】

（1）窝洞制备时应去除无基釉和降低薄壁弱尖。

（2）窝洞点线角应圆缓，避免过锐导致应力集中。

（3）对于存在隐裂的患牙，应去除病因，避免使用具有膨胀性的材料进行充填。

（4）对于咬合关系异常、𬌗力负担过大的患牙，应术前予以调磨。

【处理】

（1）牙齿折裂后，如果冠折片小，可重新获得良好的粘接固位，则可局部清理、制备界面，粘接修复；

也可去除旧充填体后重新粘接修复。

（2）若折裂片较大，但断端位于龈上，可增加辅助固位形，重新充填或行嵌体修复。

（3）对于折裂片较大的失髓牙，建议充填后冠修复或桩核冠修复。

（4）断端在龈下＜4 mm者，酌情行冠延长术，重新修复。

（5）断端在龈下过深（＞4 mm）者，考虑拔除。

（6）若牙齿纵折，酌情行半切除术、分牙术或拔除。

（7）若多根牙齿发生根裂，可酌情截除折裂的牙根或拔除。

八、继发龋

【预防】

（1）窝洞预备时应去净腐质。

（2）洞缘应位于自洁区或可洁区，减少牙菌斑滞留。

（3）充填体边缘应密合。

（4）去除龋风险因素，加强菌斑控制。

【处理】 将下方发生龋坏的充填体去除，去净腐质，修整洞形，重新充填。

九、边缘着色

【预防】

（1）保证充填体边缘密合。

（2）仔细修整和抛光，避免充填体边缘形成“飞边”。

【处理】

（1）边缘着色未沿洞缘向牙髓方向渗透者，可进行磨除和抛光。

（2）若着色沿洞缘向牙髓方向渗透，则应磨除部分或全部充填体，重新充填修复。

十、表面着色

【预防】

（1）加强修复体表面抛光。

（2）嘱患者保持口腔卫生，纠正不当清洁方式，如力量过重、使用不合格的牙刷及牙膏等。

（3）嘱患者纠正饮食习惯，避免经常进食易着色的食物或吸烟。

【处理】

（1）表面着色较轻者，修整抛光即可。

（2）表面着色较重者，应磨除部分或全部充填体，重新充填修复。

十一、磨损

【预防】

（1）加强修复体表面抛光，降低修复体表面粗糙度。

（2）嘱患者纠正错误刷牙方法（如用力横刷）和不良习惯（如喜食硬物、夜磨牙等不良习惯）。

【处理】 若磨损面积大、程度重，已影响患牙功能及受力平衡，需重新充填或采用其他修复方式。

第五章

牙髓疾病治疗技术

第一节　间接盖髓术

【适应证】

（1）深龋、外伤等牙体缺损近髓的患牙。

（2）可复性牙髓炎去腐后未及髓的患牙。

（3）采取选择性去腐或分次去腐的患牙。

【操作步骤及要点】

（1）局部麻醉，橡皮障隔离术野。

（2）去腐：尽可能去除所有龋坏组织。对于年轻恒牙的急性龋，为避免牙髓暴露，可保留少量近髓处的软化牙本质。

（3）盖髓及充填一次完成：清洗并干燥窝洞，选择盖髓材料置于近髓处，然后选用自酸蚀粘接剂涂布整个洞壁，复合树脂永久充填。

（4）盖髓及充填分次完成：拭干窝洞，放置盖髓剂于近髓处，用暂封材料封闭窝洞。观察 1 ～ 2 周后，无任何症状且牙髓活力正常者，可行永久充填。

（5）对于保留少许软化牙本质的窝洞，可在

6～8周后去净原有软化牙本质，再行永久充填。

【注意事项】

（1）窝洞近髓部位切勿探入和加压。

（2）2周内如果出现自发痛则行其他牙髓治疗。2周后症状有改善，但仍有遇冷不适，可继续观察2周；如果症状不改善或加重，则改行其他牙髓治疗。

第二节 直接盖髓术

【适应证】

（1）牙体预备时机械性意外露髓。

（2）牙外伤露髓，露髓孔小且露髓时间较短，且临床检查牙髓状态正常。

（3）术前诊断深龋或可复性牙髓炎，术中去净腐质后有点状露髓且出血少的患牙。

【操作步骤及要点】

（1）局部麻醉，橡皮障隔离术野，消毒橡皮障和患牙。

（2）去腐：对于深龋近髓患牙，先用球钻去除洞壁的龋坏，再去除洞底的龋坏，近牙髓处的龋坏最后清除。推荐使用牙科显微镜等放大照明设备。

（3）控制牙髓出血：将2.5%～5.25%次氯酸钠棉球置于露髓孔处，或用2.5%～5.25%次氯酸钠冲洗，或采用适宜的激光进行止血。

（4）放置盖髓剂：用水冲洗窝洞，去除多余次氯酸钠，消毒棉球拭干窝洞。选用盖髓剂（例如生物活性材料MTA、iRoot BP）覆盖于暴露的牙髓处及周围

1 ～ 2 mm 的牙本质上，厚度应达 1 ～ 2 mm，可用小棉球轻压材料，使其与牙本质贴紧。

（5）暂封窝洞和永久充填：用 GIC 暂封窝洞，观察 1 ～ 2 周后，若患牙无症状且牙髓活力正常，可去除暂封材料，然后进行复合树脂粘接修复。若患牙对温度刺激仍敏感，但无自发痛，可再观察数周，症状完全消失后再行永久充填。

（6）定期复查：术后每半年定期复查，至少至术后 1 年。

【注意事项】

（1）严格无菌操作，术中使用无菌锐利器械。

（2）露髓孔处活动性出血较少，颜色鲜红，且在 1 ～ 5 分钟内可止住，则可进行下一步的盖髓治疗。如果牙髓出血多，不易控制，提示髓腔内压高，牙髓有炎症，则改行其他牙髓治疗。

第三节　牙髓切断术

【适应证】

（1）外伤、机械预备露髓，无法行直接盖髓术的年轻恒牙。

（2）深龋无临床症状、无自发痛，去腐见露髓，少量出血、色鲜红，临床判断牙髓正常的年轻恒牙。

（3）年轻恒牙早期或局限性牙髓炎。

【操作步骤及要点】

（1）局部麻醉，橡皮障隔离术野并消毒患牙。

（2）清除龋坏组织，用锐利挖匙或大球钻去净洞壁腐质，次氯酸钠和生理盐水冲洗窝洞。

（3）切断冠髓：部分冠髓切断术可直接从露髓孔处切除局部感染或炎症的牙髓；全部冠髓切断术则需先揭净髓室顶，再齐根管口或自根管口略下方将冠髓完全切除。

用无菌锐利挖匙或高速球钻切除牙髓，使牙髓断面整齐。也可采用激光进行牙髓切除。在切髓过程中，配合使用生理盐水冲洗组织断面，去除组织碎屑。

（4）放置盖髓剂和暂封剂：用 2.5% ～ 5.25% 次氯酸钠棉球轻压牙髓断面止血。出血停止后，用消毒棉球拭干窝洞，将生物活性盖髓材料覆盖于牙髓断面上，厚度约 1.5 mm，然后用玻璃离子水门汀垫底或暂时封闭窝洞。

（5）永久充填：观察 1 ～ 2 周后，若无牙髓症状，去除部分暂封物，行复合树脂直接粘接修复。

【注意事项】

（1）严格无菌操作，使用橡皮障隔离术区。

（2）去髓室顶和切断冠髓时，避免撕裂根髓。

（3）操作中勿用气枪，避免组织脱水和损伤。

（4）术后仍有明显自发痛和叩痛者，应改行根尖诱导成形术、根尖屏障术或根管治疗术。

（5）对于龋源性露髓的成熟恒牙，不主张进行牙髓切断术。

（6）定期复查：术后每半年复查 1 次，直至 2 年。如有异常，应立即行根管治疗术。

（7）年轻恒牙在牙根发育完成后，酌情进行根管治疗。

第四节　根管治疗术

【适应证】

（1）不可复性牙髓炎、牙髓坏死、牙内吸收和根尖周炎。

（2）移植或再植牙。

（3）因其他口腔治疗需要摘除牙髓的患牙。

【操作步骤及要点】

（1）术前拍摄 X 线片，推荐使用平行投照技术。必要时拍摄不同角度 X 线片或 CBCT。

（2）疼痛控制和术野隔离：局部麻醉，橡皮障隔离术野。

（3）髓腔进入和初预备：穿通髓腔，揭净髓室顶；修整髓室侧壁，形成便宜形。

（4）定位和疏通根管：使用不锈钢手用小号 K 锉（08、10、15 号）探查并通畅根管，推荐使用显微放大设备和 DG-16 探针等定位根管口，可以使用超声工作尖去除根管口附近的牙本质。髓腔和根管内应充盈冲洗液，配合 EDTA 等润滑剂通畅根管。

（5）确定工作长度：结合根尖定位仪和 X 线片确定工作长度，并根据根尖部根管粗细选择合适初锉。初锉应为在根管预备前达到工作长度并有紧缩感的最大号锉针。

（6）根管清理和成形

①手用器械预备法：以步退法为例。

- 根尖部预备：初锉蘸取根管润滑剂，经捻转手法插入根管，达到工作长度后，采用提拉法进行根管扩大，直到器械无阻力达到工作长度。充分冲洗和回锉后更换下一号器械，依次将根尖部预备至比初锉至少大 3 个标准号，弯曲狭窄的根管至少预备到 25 号。每更换一次器械，使用 2 ml 冲洗剂冲洗根管。

- 根中部预备：预备到主锉后，每增大一号器械，进入根管的长度减少 1 mm，一般做 3 ～ 4 mm 的后退预备。注意冲洗和及时用小号锉针回锉，保持根管通畅，防止阻塞和台阶形成。
- 根管冠部预备：顺序使用 1—3 号 G 钻预备根管中上段，换大一号 G 钻时，操作长度减少 2 mm 左右，避免过度切削。

②机动器械预备法：以 ProTaper Universal 旋转镍钛系统为例。

- 定位通畅根管后，手用锉初步预备至少达到 15 号，再开始使用旋转镍钛器械预备。
- 转速和扭矩设定按照操作说明设置，通常转速为 300 转 / 分，扭矩为 2.5 N · cm。使用 Sx 锉开敞根管上部，保持轻压力，小幅啄击；使用成形锉 S1 和 S2 预备根管冠、中 1/3，均达到工作长度；完成锉 F1 预备至工作长度后，根据手用锉测量的根尖直径，选择预备到 F2、F3 或更大尺寸，完成根尖区的预备。
- 在预备过程中，注意冲洗和及时回锉，保持根管通畅，防止阻塞和台阶形成。
- 完成镍钛锉系列预备后，应选用不锈钢锉量取根尖部终末工作宽度。

（7）根管冲洗和诊间封药

①在预备过程中，每更换一次器械，均使用侧方开口冲洗器，2.5% ～ 5.25% 次氯酸钠冲洗剂 2 ml 冲洗根管。完成根管机械预备后，应用 17% EDTA 液冲洗根管，去除管壁玷污层。

②终末冲洗建议采用次氯酸钠，利用超声仪或声波仪荡洗根管。对于严重感染根管，可选用 2% 氯己定冲洗根管，注意需先用水替换出根管内前序冲洗遗留的次氯酸钠，以防产生沉淀物。

③无炎性渗出、无临床症状的病例，可在根管预备后即刻充填。

④严重感染根管，尤其是有窦道的患牙，应行根管封药，分次进行根管充填。根管封药时用消毒纸尖干燥根管后，将阻射 X 线的氢氧化钙糊剂输入根管，开髓口封玻璃离子水门汀。应拍 X 线根尖片，查看根管封药的情况。1 ～ 2 周后复诊。

（8）根管充填

①冷牙胶侧方加压技术

- 充填前准备
  - 试主牙胶尖：依据终末工作宽度选择 ISO 标准（锥度 0.02）牙胶尖作为主牙胶尖。主牙胶尖需满足的条件：选择能达到工作长度，在根尖部与根管壁紧密贴合，取出时根尖部有回抽阻力，同时在根中、上 1/3 与根管壁之间有一定的间隙，以使侧压器进入。可插入主牙胶尖拍 X 线片确认。
  - 选择侧压器：与主尖锉匹配，宽松到达且不超出工作长度，并与根管壁之间留有空间。在弯曲根管，可预弯侧压器或选用镍钛合金侧压器。

— 根管的准备：2.5% ～ 5.25% 次氯酸钠结合超声荡洗根管。用吸潮纸尖彻底干燥根管系统。

- 根管充填

— 放置根管封闭剂：可用纸尖、牙胶尖或螺旋充填器将封闭剂均匀地覆盖在根管壁上。

— 放置主牙胶尖：将选好的主牙胶尖尖端蘸少许封闭剂，缓慢插入至标记长度。

— 侧方加压主牙胶尖：沿主牙胶尖一侧插入侧压器，侧方加压并旋转 90° ～ 180°，将主牙胶尖压向根管壁一侧，随即旋松和取出侧压器。

— 充填辅牙胶尖：辅牙胶尖型号可与侧压器相同或小一号，其尖端蘸少量封闭剂，插入侧方加压形成的间隙中，并到达侧压器进入的深度。再次侧方加压，插入辅牙胶尖，直至侧压器只能进入根管口 2 ～ 3 mm。

— 处理髓室、冠部暂封：齐根管口切断牙胶，向根方做垂直加压。用棉球擦净髓室，暂封髓腔。

- 拍摄 X 线片：根充后即刻拍摄 X 线片，判断根充效果。

— 恰填：X 线片显示根充材料致密，充填物距 X 线片根尖端 0.5 ～ 2.0 mm，且根尖部无 X 线透射的根管影像。

— 欠填：X 线片显示根充不致密，充填物距 X 线片根尖端大于 2 mm，或在充填物根尖部仍见 X 线透射的根管影像。欠填者应重新进行根管预备和充填。

— 超填：X 线片显示根充物超出根尖孔。若根充致密，充填材料超出根尖孔，不需要将根管充填物取出。若根充不致密，材料超出根尖孔，视为根充不合格，需取出根充物重新根充。

②热牙胶垂直加压技术（以连续波充填技术为例）

- 充填前准备

— 试主牙胶尖：主牙胶尖锥度应与所预备的根管锥度相匹配，达到工作长度时应与根尖部根管壁紧密贴合，取出时有回抽阻力，在根管中上段也应尽可能与管壁相贴合，可插入主牙胶尖拍 X 线片确认。

— 试垂直加压器和携热器：可选择 2 ～ 3 支垂直加压器，分别与根尖部 3 ～ 4 mm、根中 1/3 和根管口相适合。垂直加压器放入根管内，既要达到所需要的长度，与根管壁相接触，又不被卡压。选择电携热器工作端可以达到距根尖 3 ～ 5 mm 的位置，用止动片标记长度。

— 根管的准备：2.5% ～ 5.25% 次氯酸钠结合超声荡洗根管。用吸潮纸尖彻底干燥根管系统。

- 根管充填
  - 放置主牙胶尖：用主牙胶尖的尖端 6 mm 均匀蘸取薄层封闭剂插入根管至标记长度。如遇扁根管，则可以加入辅牙胶尖。
  - 垂直加压充填：用携热器（设定加热温度为 200℃）工作端齐根管口烫断牙胶，用大号的垂直加压器向根尖方向加压。随后携热器工作端进入根管向根尖方向加热、加压 3 ～ 4 秒后，使携热器停止加热并保持加压片刻，再加热 1 秒，停留 1 秒，然后迅速取出，从而将包裹在携热器工作端的牙胶带出。再用手用垂直加压器压紧根管内变软的牙胶，如此重复 1 ～ 2 次，至仅余留根尖部 3 ～ 5 mm 的牙胶。完成根尖部的充填后，可以拍 X 线片检查根尖部充填情况。若患牙需要桩核修复，则不需要回填，直接修复。
  - 充填根管冠方（回填）：回填可选用注射式热牙胶充填技术完成。将注射枪工作端插入根管至与已充填牙胶相接，边注入热牙胶边回退，后用手用垂直加压器压紧牙胶，如此重复 1 ～ 2 次，直至填满根管。
  - 处理髓室、冠部暂封：用乙醇棉球擦净髓室，暂封髓腔。
- 拍摄 X 线片：根充后即刻拍摄 X 线片，判断根充效果。
- 暂封：需较长期观察时，建议使用玻璃离子水门汀类或复合树脂类材料。

（9）冠部缺损的修复：可根据牙位及缺损大小，选择复合树脂直接粘接修复、嵌体修复、全冠修复、桩核冠修复等。

第五节　根尖屏障术

【适应证】 牙髓坏死或伴有根尖周炎，根尖孔未发育完全的恒牙，以及进行过根尖诱导未形成根尖屏障的恒牙。

【操作步骤及要点】

（1）隔离术野：橡皮障隔离患牙。

（2）开髓后，探查通畅根管，测量工作长度并插诊断丝拍摄 X 线根尖片确认。

（3）清理根管：适度机械预备，2.5%～5.25% 次氯酸钠溶液反复冲洗。干燥根管后，封入氢氧化钙糊剂 1～2 周。

（4）根尖屏障：去除根管内封药，次氯酸钠液结合超声荡洗根管，擦干根管，在显微镜下，以垂直加压器将生物活性材料（MTA 和 iRoot BP）输送至根尖部并压实，直至封闭材料放置高度达到 3～5 mm，清理根管壁中上段的多余材料。放置无菌湿棉球于根管中上段，暂封开髓洞口。拍摄 X 线根尖片，确认根尖封闭材料放置位置、充填质量。

（5）根管充填：复诊（至少 2 天后），去除暂封，探查根尖封闭材料是否硬固，用热牙胶注射技术充填根管中上段。

（6）冠部永久充填，3～6个月后复查。

【注意事项】 避免过度机械预备较薄的根管壁，强调化学预备。

第六节 根尖诱导成形术

【适应证】

（1）年轻恒牙在牙根未完全形成前，患有牙髓炎而不能保留活髓，牙髓坏死或并发根尖周炎。

（2）牙髓血运重建术治疗失败的年轻恒牙。

【操作步骤及要点】

（1）隔离术野：橡皮障隔离患牙。

（2）开髓后，探查通畅根管，测量工作长度并插诊断丝拍摄X线根尖片确认。

（3）预备和冲洗步骤同根尖屏障术。适度机械预备，严格按工作长度进行，对粗大根管可使用加粗锉预备，但应避免过度预备根管。

（4）药物诱导参照工作长度，根管内导入诱导根尖形成药物（如氢氧化钙糊剂、Vitapex），拍摄X线根尖片，确认充填效果。玻璃离子水门汀或光固化复合树脂严密封闭窝洞。

（5）每3～6个月复查，进行临床检查并拍摄X线根尖片，更换根尖诱导成形药物，直到X线片上显示根尖形成或封闭，或临床在根管内探查根管末端有硬组织屏障形成，使用永久性根管充填材料常规充填根管。

（6）冠部永久充填，定期复查。

【注意事项】

（1）根尖诱导成形术治疗周期长（6 个月至 2 年），应每 3 ～ 6 个月进行复查。

（2）术前牙髓感染越重，首次复查间隔的时间应越短。

第七节　再生性牙髓治疗

目前临床应用的再生性牙髓治疗技术又称牙髓血运重建术（pulp revascularization）。

【适应证】 牙髓坏死或并发根尖周炎、牙根发育未完成的恒牙。

【操作步骤及要点】

（1）橡皮障隔离患牙，建立根管通路，测量工作长度并插诊断丝拍摄 X 线根尖片确认。

（2）根管预备以化学预备为主，不强调机械扩大。1% 次氯酸钠荡洗根管，20 ml 生理盐水冲洗。干燥根管后，使用螺旋充填器封入氢氧化钙糊剂或三联抗菌制剂（环丙沙星、甲硝唑和米诺环素粉按照 1 ∶ 1 ∶ 1 的比例，用灭菌蒸馏水调制成抗菌糊剂）1 ～ 2 周。严密封闭窝洞。

（3）牙髓血运重建：局部麻醉下，橡皮障隔离患牙，去暂封和封药，17% EDTA 溶液冲洗根管。擦干根管后，将消毒过的 30 号或 40 号手用不锈钢锉针超出根尖孔，以超预备方式诱导根尖组织出血。待根管内形成血块，在显微镜下，于血块上方放置 3 ～ 4 mm 生物活性材料（MTA 和 iRoot BP）。生物活性材料冠方终止于釉牙骨质交界处，材料根方与血块接触。放置无菌湿棉球，暂封窝洞。拍摄根尖 X 线片，确认生物活性材料放置位置，评价充填质量。

（4）根管充填：复诊（至少 2 天，一般 1 周后），去除暂封，探查生物活性材料是否硬固。若硬固，则用复合树脂永久充填。

（5）每 3 ～ 6 个月定期复查，评估牙根的发育状况；活力电测试检查牙髓活力。

【注意事项】

（1）尽量使用不含血管收缩剂的局麻药。

（2）需考虑患者是否对抗菌药物过敏。术前告知使用抗菌药物合剂和 MTA 材料可能导致的牙齿变色。

（3）避免加压冲洗，避免消毒药物溢出根尖孔。

（4）若出现临床症状，根尖病变持续，牙根没有继续发育或再次出现根尖周感染，提示再生性牙髓治疗失败，建议改行根尖诱导成形术、根尖屏障术或根管治疗术。

第八节　显微根尖手术

显微根尖手术是指在手术显微镜下，使用显微手术器械，通过外科手术翻瓣的方式暴露患牙的根尖，刮除根尖周感染组织，切除根尖并对根管进行逆向预备和充填的治疗方式。

【适应证】

（1）已经接受过完善的根管治疗，但根尖周病变扩大或不变的患牙。

（2）无法获得冠部入路进入根管或无法获得根管通路，并伴有根尖周炎症的患牙。

（3）根管治疗失败，难以通过非手术再治疗控制感染的患牙。

（4）根尖周病变范围较大，可能为根尖囊肿的患牙。

（5）可疑有牙根折裂，通过手术翻瓣探查的患牙。

（6）根管充填材料超填，且长期有临床症状的患牙。

【术前准备】

（1）术前检查

①掌握患者全身健康情况、用药史及过敏史。

②检查血常规和出凝血时间。检查传染性疾病，包括乙肝、丙肝、梅毒、获得性免疫缺陷综合征（AIDS）。

③对患牙进行全面检查，拍摄根尖片及CBCT，确定手术方案。

④牙龈健康或牙周炎症已得到控制。

（2）术前知情同意：就手术方案与患者进行充分沟通，签署知情同意书。

（3）器械准备：详见第六章第十三节“显微根尖手术的护理配合”。

（4）术前用药：术前1小时口服布洛芬，使用氯己定溶液含漱。

【操作步骤及要点】

（1）局部麻醉、消毒。

（2）切开，翻瓣：通常采用沿龈沟内的水平切口及位于健康邻牙的垂直切口。用骨膜分离器翻起龈骨膜瓣，形成三角形瓣或矩形瓣。

（3）去骨：如骨板有破坏穿孔，则沿穿孔处用涡轮细裂钻去骨扩大；如无穿孔，则在根尖区的骨板先钻一小孔。逐渐扩大去骨，直至露出根尖病变区为止。

（4）刮除根尖病变组织：用锐利挖匙沿破坏区骨壁搔刮病变区组织，刮出的组织置于10%甲醛（福尔马林）内保存。

（5）根尖切除：用裂钻垂直于牙长轴切除根尖3mm。

（6）根尖截面检查：使用亚甲蓝对根尖截面进行染色，冲洗后在显微镜高倍镜下观察是否存在峡部、遗漏根管、微裂等。

（7）根管倒预备：使用超声工作尖进行倒预备，沿根管走行方向形成3 mm深的洞形。

（8）根管倒充填：干燥根管，使用MTA或生物陶瓷类材料对倒预备后的窝洞进行充填。

（9）仔细检查骨腔内病变组织是否除净，并修整龈骨膜瓣内面。用生理盐水彻底冲洗骨腔。用刮匙轻刮骨创面，使新鲜血液充盈骨腔。

（10）缝合：龈骨膜瓣复位，使用5-0或6-0单股缝线进行缝合。

（11）拍摄根尖片，观察倒充填结果。

【术后护理及复查】

（1）切除的病变组织送病理检查。

（2）告知患者术后可能出现的反应。

（3）手术后当天避免过热饮食，避免反复漱口。术后2天内可以间断冷敷。

（4）术后注意维护好口腔卫生，当天刷牙时应避开术区。

（5）服用3天抗生素、止痛药，使用漱口水。

（6）术后5～7天拆线。

（7）术后3个月、6个月、1年及2年复诊检查，拍摄根尖片和（或）CBCT，评估疗效。

【注意事项】

（1）切口注意避开龈乳头，其下方应有骨组织支持。

（2）术后应注意保护龈骨膜瓣，不要过度牵拉或压迫。

（3）术中要控制出血，保证视野清晰。

（4）缝合时，注意对齐切口，防止内卷。

（5）术后3天内，手术区邻近的颜面明显肿胀，或伴有体温升高，38.5℃以下可不作处理（多为机体对手术创伤的反应）。

（6）若手术区局部感染或溢脓，除全身用药外，局部提前拆线，探查手术区有无坏死物及异物，可轻度搔刮，冲洗并填碘仿纱条。如有溢脓，则开放引流。

（7）术前要让患者知晓可能的并发症：下颌前磨牙及磨牙手术中可能碰触损伤下齿槽神经、颏神经，出现舌和下唇的麻木；上颌前磨牙及磨牙术中可能会出现上颌窦穿通。

第九节　根管治疗并发症的预防及处理

一、器械误吸、误吞

【预防】

（1）提前向患者交代操作过程中发生器械滑脱的可能性和配合要点。

（2）若患者不能配合治疗或唾液过多，将患者调整至正确的操作体位，避免体位过于仰卧。

（3）术中使用橡皮障进行术野隔离，或器械拴安全绳，避免器械滑脱。

【处理】

（1）一旦发现器械落入口腔，立即用一只手托举患者头部，使其前倾，协助患者将器械吐出，或者使用镊子或手直接将器械取出；或立即将手放入患者的口腔中，使其不能闭口，避免吞咽，同时告知患者保持镇定。

（2）如果发生误吞，器械进入胃肠道，应尽快拍摄X线片，确定器械位置。嘱患者进食粗纤维食物，密切监测临床症状和X线片表现，大部分患者可在3天左右自然排泄出误吞器械。如遇尖锐或较大器械，需请内科或外科医师会诊，必要时内镜下或手术取出。

（3）如果发生误吸，应尽快实施急救，采用背击、负压吸引或其他方式使吸入物喷出。如不能取出，则送呼吸科就诊，必要时需要在支气管镜下取出器械或施行开胸手术。

二、软组织化学损伤

根管冲洗液如高浓度次氯酸钠流至口腔软组织上，可引起皮肤、黏膜的化学损伤。

【预防】

（1）注意橡皮障严密封闭，防止渗漏发生。

（2）使用根管冲洗液时要配合使用强吸或弱吸，避免冲洗液流至口腔软组织上。

【处理】

（1）出现损伤时即刻使用吸唾装置将残留液体吸净，并用大量清水冲洗。

（2）必要时到皮肤科诊治。

三、口周软组织损伤

【预防】

（1）操作过程中要保持支点稳定。

（2）操作时动作轻柔，避免使用暴力。

【处理】

（1）应迅速停止操作，及时止血。

（2）如伤口较大，可进行清创缝合。

（3）必要时行抗感染治疗。

四、髓腔或根管壁穿孔

当髓腔或根管内出现异常出血，探查根管时患者感觉疼痛或根尖定位仪提示某一部位与牙周组织穿通时，提示可能出现穿孔。

【预防】

（1）操作者术前充分研读X线片，把握髓室和根管的位置、方向、钙化程度等信息。

（2）建立髓腔入路操作过程中，随时调整钻针进入方向，严格保持钻针与牙齿长轴方向的一致性。

（3）保证开髓洞口合适的大小和正确的位置。

（4）器械在进入弯曲根管前进行预弯。预备弯曲根管时，如果器械没有顺应根管的弯曲形态，会造成一侧牙体组织过度切削，导致穿孔。

（5）掌握正确的根管预备手法和技术，避免过度预备和超预备。

【处理】

（1）发现穿孔后应使用生物活性修补材料（例如 MTA、iRoot BP）及时、准确地予以定位并进行修补，可在显微镜下进行修补。

（2）也可使用外科手术方法从牙根外表面修复穿孔。

（3）发生根中部及根尖穿孔时，首先尝试寻找主根管的位置，同时处理和封闭原根尖孔和根管穿孔两个出口。

（4）如果原根尖孔已难以寻找或发生了根尖拉开，可将穿孔处看作一个较大的新的根尖孔进行封闭，必要时以根尖手术方法进行修补。

五、器械分离

在根管预备过程中工作长度突然丧失，原有操作器械尖端丧失时，应考虑有器械断离的发生，拍摄 X 线片可观察到根管内有高密度的阻射影像。

【预防】

（1）掌握正确使用器械的方法，勿给器械过度施力。

（2）临床操作过程中遵守操作规程，安全使用，消毒前后仔细检查有无器械的变形。

（3）工作中限次、计次使用锉针，及时更换。避免器械扭转折断或疲劳折断。

【处理】

（1）术前医生应对发生器械断离有所预见，包括术前告知内容的准备和一旦发生时处置技术上的准备。

（2）对于分离于根管中的器械取或不取，要根据临床情况，权衡利弊后确定。

（3）如决定取出器械，应由有临床经验的专科医师在牙科手术显微镜下利用超声设备或特殊器械取出。

（4）对于取出困难、操作风险大的情况，可以尝试使用小号器械旁路绕过断离器械的方法，这种情况多见于椭圆形或不规则根管。一旦旁路通过，可以继续完成根管预备和根管充填。

（5）当取出器械和旁路通过都不可能时，只能在断离器械的冠方根管进行预备和充填。将相关情况记录于病历中，定期回访。必要时，可考虑根尖手术。

六、诊间急症

在根管预备或充填后，少数患者会出现患牙明显的疼痛和（或）肿胀。

【预防】

（1）严格按照操作流程实施根管的清理、成形和充填。

（2）避免超预备、根尖残屑推出、根管清理不彻底导致牙髓和感染物残留及根管再感染。

（3）避免化学药物使用不当，引起根尖周组织受到化学刺激出现疼痛、肿胀，甚至气肿。

（4）尽可能减少超填，避免对根尖周组织造成机械性或化学刺激。

【处理】

（1）应首先明确发病原因，确定疼痛的性质是牙髓炎疼痛还是急性根尖周炎表现。

（2）局部治疗以建立引流为主，包括根管引流和局部切开引流。

（3）如果为牙髓炎疼痛，则须打开髓腔找出有痛觉的根管，去除牙髓组织。

（4）如果为急性根尖周炎表现，用小号锉针保持根管通畅，使用化学消毒药物正确冲洗根管，清除感染物，建立根管引流。最后在髓腔内封入消毒药物，以暂封材料封闭髓腔入口，防止冠部再感染。不建议长时间开放根管，以免造成再感染。

（5）如果急性根尖周炎达到骨膜下或黏膜下脓肿阶段，除了根管引流外，须及时切开引流。

（6）全身治疗以抗菌止痛为原则，以减轻疼痛症状为主，酌情使用抗菌药物治疗。可口服非甾体抗炎类镇痛剂，当患者出现发热等全身症状，或为菌血症高危人群（曾患感染性心内膜炎、心脏瓣膜病、免疫功能低下、糖尿病、风湿热、植入人工关节）时，可使用抗菌药物治疗。

第六章

牙体牙髓疾病诊治中的护理

第一节　基础护理

护士应掌握：牙体牙髓科常见病诊治的步骤、牙体牙髓科常用仪器及设备的使用和保养、常用材料的性能及四手操作原则。

一、开诊前的准备

（1）护士提前到岗，打开综合治疗椅的开关，确定治疗椅处于工作状态。

（2）打开医生工作站。

（3）将一次性铺巾铺在治疗台面上，将治疗过程中可能污染的区域表面粘贴防护贴膜。

（4）合理摆放治疗台面上的物品。

（5）护士准备

①依照七步洗手法要求洗手，戴口罩。

②了解治疗计划与患牙情况。

- 对于初诊患者：倾听医生与患者的交谈，及时获取治疗计划信息。

- 对于复诊患者：复习病历，及时调出 X 线片。

③注意个人防护。

二、术前准备

（1）患者准备：引导患者进入诊室，就座于综合治疗椅上，调节椅位和灯光。初步了解患者全身、口腔情况及心理状态，减轻患者焦虑和恐惧心理。

（2）用物准备

①常规物品准备：检查器、牙科手机、防护用物（防护贴膜、隔离薄膜、一次性光敏灯套）、三用枪头、吸引器管、口杯、防护镜。

②按照医师操作内容准备相应物品。

（3）为患者口唇涂布凡士林，为患者佩戴防护镜。

三、术后护理

（1）整理用物：处理治疗后的器械，将器械分类放置后消毒灭菌。

（2）诊间消毒（贴防护贴膜或擦拭）。

（3）清理吸引器管道。

（4）健康宣教

①告知患者术后反应，以及相应处理措施。

②嘱患者在治疗期间避免用患侧咀嚼硬物。

（5）预约复诊时间。

四、诊间消毒

（一）水路冲洗

（1）强、弱吸引器各吸一杯清水进行清洗。

（2）清除痰盂内肉眼所见的污渍，然后打开痰盂冲水管，持续冲洗 1 分钟。

（3）涡轮手机带针空踩 30 秒。

（二）物体表面消毒

（1）污物分拣后依照七步洗手法洗手，戴手套取清洁消毒纸巾进行物体表面消毒。

（2）如果物体表面有肉眼可见的污渍、血渍等，应先清洁再消毒。

（3）消毒的原则是由轻度污染区到重度污染区，由上到下。

（4）将清洁消毒纸巾对折两次分成四面。

- 第一面：擦灯把手、显微镜把手及显微镜开关旋钮。
- 第二面：擦拭医生侧综合治疗台的控制面板、三用枪、涡轮、弯机的挂件及尾管的上 1/3。所有需分两步擦拭的部件均要先擦拭顶端，然后握住顶端将部件取下，擦拭其余部位。
- 第三面：擦拭助手侧的控制面板、强吸和弱吸挂件及尾管的上 1/3。
- 第四面：按从头到脚的顺序擦拭牙椅。

（5）摘手套，依照七步洗手法洗手。

五、门诊结束后的工作

（1）将综合治疗椅复位，关闭治疗椅电源。

（2）关闭医生工作站。

（3）清洁整理治疗区域台面。

（4）冲洗痰盂芯，使用含氯消毒液浸泡消毒。

第二节 四手操作规范

一、体位

（一）护士体位（图 6-1）

（1）面向医生，后背挺直。

（2）护士座椅应比医生座椅高 15 cm 左右，眼平面应在医生眼平面上方 4 cm 左右。

（3）扶手放在肋下区作为身体倾斜位工作时的支撑，肘尽量靠近身体。

（4）双脚放在脚托上。

（5）护士的左髋部与患者肩部平齐，大腿与地面平行；座椅应尽量接近治疗椅。

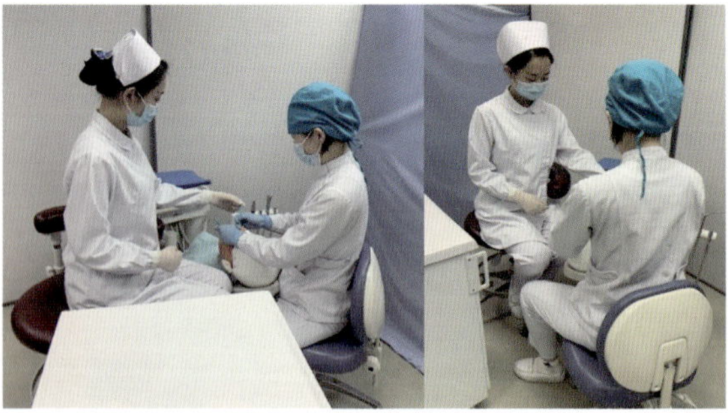

图 6-1 护士体位

（二）基本原则（图 6-2）

（1）医生与护士区域：当医生为右手操作时，医生位于 8 — 12 点位，此时护士位于 2 — 4 点位，通常位于 3 点位；当医生为左手操作时，医生位于 0 — 4

点位，此时护士位于 8 － 10 点位，通常位于 9 点位。

（2）传递区域：即医生与护士传递器械和材料的区域，通常指 4 － 8 点位，避开患者面部。

（3）静态区域：0 － 2 点位，可放置移动治疗车。

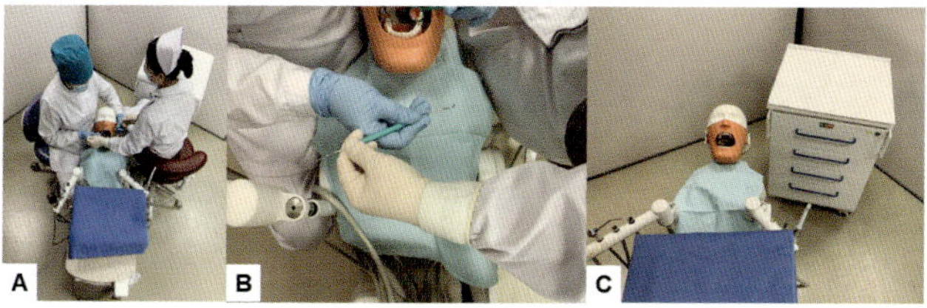

A. 医生与护士区域；B. 传递区域；C. 静态区域。

图 6-2　护理配合体位基本原则

（三）医生、护士与患者的位置关系（图 6-3）

（1）上、下颌前牙区操作时的位置关系：患者的椅位调整到上颌牙平面与地面垂直，下颌牙平面与地面平行到与地面成 45°；医生位于 12 点位，护士位于 3 点位。

（2）上颌后牙区操作时的位置关系：患者的椅位调整到上颌牙平面与地面垂直；医生位于 9 － 11 点位，护士位于 2 － 3 点位。

（3）下颌左侧后牙区操作时的位置关系：患者的椅位调整到下颌牙平面与地面平行到与地面成 45°；医生位于 9 － 11 点位，护士位于 2 － 3 点位。

（4）下颌右侧后牙区操作时的位置关系：患者的椅位调整到下颌牙平面与地面平行到与地面成 45°；医生位于 10 点位，护士位于 3 － 4 点位。

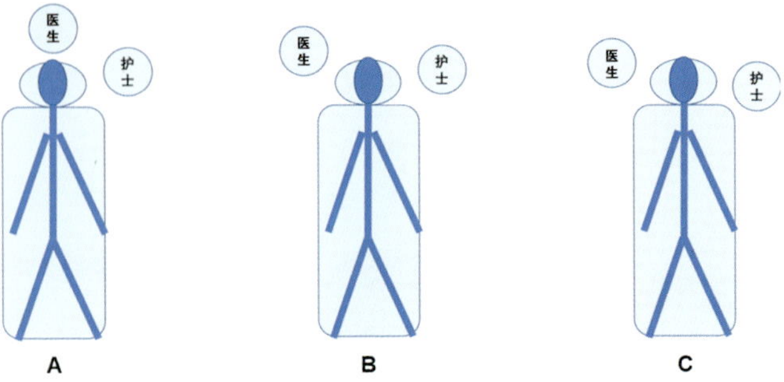

A. 上、下颌前牙区操作；B. 上颌后牙区操作；C. 下颌右侧后牙区操作。

图 6-3　医护与患者的位置

二、器械传递（图 6-4）

（1）握笔式直接传递法：护士以左手握持器械的非工作端传递器械，医生以拇指和示指接过器械。

（2）平行式传递法：护士以左手无名指和小指接过使用后的器械，以拇指、示指及中指递送使用器械。

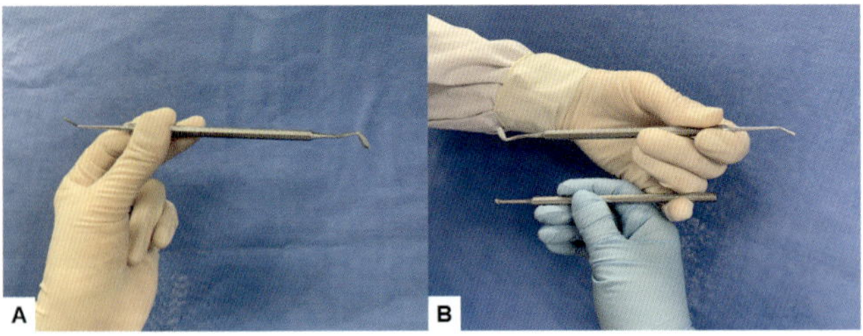

A. 握笔式直接传递；B. 平行式传递。

图 6-4　器械传递

三、吸唾技术

吸唾前护士应了解医生的治疗内容和操作习惯，与医生良好地沟通交流。同时，护士要做好患者的心理护理，消除患者紧张情绪。护士操作时动作宜轻柔、准确，并随时观察患者的表情，及时擦去患者脸上的水雾，确保患者舒适和安全。口腔内不同部位治疗时吸引器放置位置和操作要领如下。

（一）吸引器管的两种握持方法（图 6-5）

（1）掌指式：用于治疗上、下颌后牙，可以有效牵拉患者的颊和舌。

（2）执笔式：用于治疗上、下颌前牙。

两种方法都能使护士很好地控制吸引器管头，保证患者的舒适和安全。

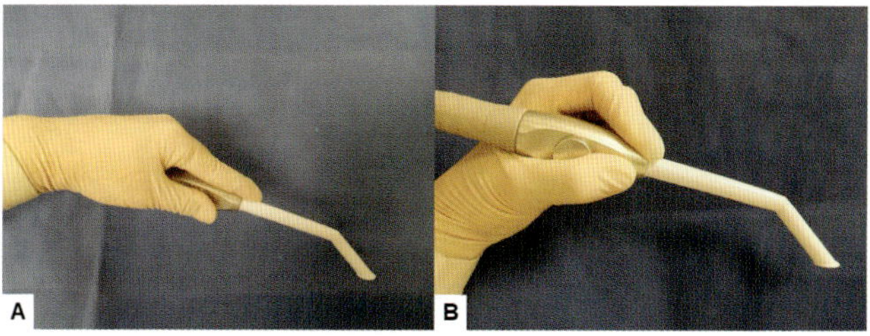

A. 掌指式；B. 执笔式

图 6-5 吸引器管的握持方法

（二）放置吸引器管的基本原则

（1）和右利手医生一起工作时，护士也用右手握吸引器管；和左利手医生一起工作时，护士也用左手握吸引器管。

（2）吸引器管应先于口镜、手机就位。在放置吸引器管前，应嘱患者半张嘴，放松口腔肌肉。

（3）不接触软腭，不超过前腭弓，以免引起咽反射。

（4）吸引器管头应尽量接近被治疗的牙齿。

（5）吸引器管头的开口应与牙齿的颊面或舌面平行。

（6）不影响医生视线和口腔内器械操作。

（三）治疗患牙时吸引器管的放置区域（图 6-6）

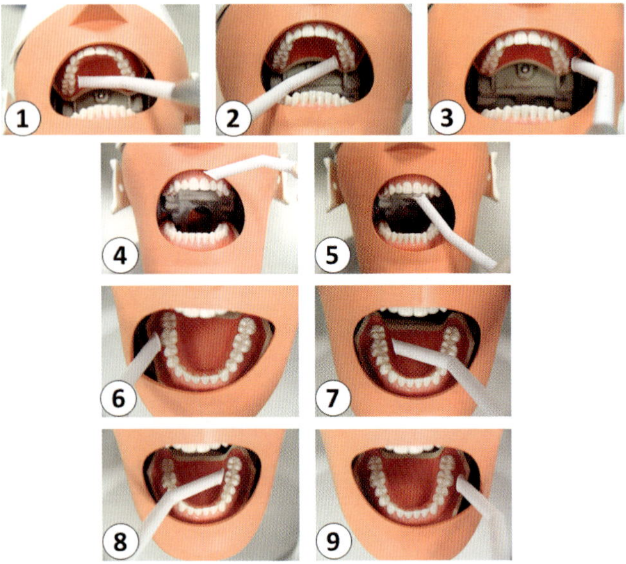

①右上后牙腭侧；②左上后牙腭侧；③左上后牙颊侧；④上前牙唇侧；⑤上前牙腭侧；⑥右下后牙颊侧；⑦右下后牙舌侧；⑧左下后牙舌侧；⑨左下后牙颊侧。

图 6-6 吸引器管放置区域

（四）口腔吸引系统的日常维护

（1）定期检查密封器，需要时及时更换。

（2）遵循消毒控制感染的一般原则

①吸引器管的手柄及部分水管应罩上一次性隔离套。

②一次性吸引器管用完应及时丢弃。

③吸引器管的过滤网应每日清洗，避免堵塞。

④每日诊疗结束后，用大量消毒液彻底冲洗吸引器管。

第三节　局部麻醉的护理配合

【术前准备】

（1）询问患者全身疾病史、用药史、药物过敏史。对心血管患者慎用含肾上腺素药物。

（2）用物准备：见图 6-7 和表 6-1。

【术中护理】

（1）75% 乙醇棉球消毒局部麻醉药栓和需要穿刺部位。遵医嘱将局部麻醉药正确抽取或安装，备用。抽取局部麻醉药时，注意以下操作。

①利多卡因：抽取局部麻醉药时，针尖斜面紧贴

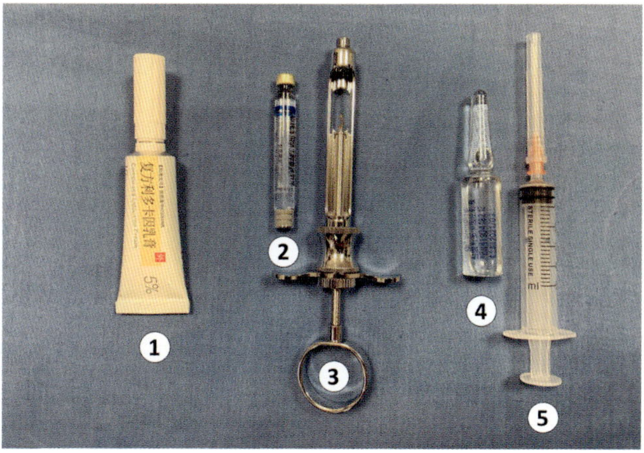

①表面麻醉膏；②4% 复方阿替卡因注射剂；③金属卡式注射器；④2% 盐酸利多卡因注射剂；⑤一次性注射器。

图 6-7　局部麻醉主要用物准备

表 6-1 局部麻醉药物及相应器械选择

局麻技术	局麻药物	局麻器械	注射针型号
表面麻醉	1% 利多卡因凝胶 1% 丁卡因凝胶	棉签蘸取	
局部浸润麻醉	4% 复方阿替卡因注射剂（1.7 ml）	金属卡式注射器	30G
传导阻滞麻醉	2% 盐酸利多卡因注射剂（5 ml）	一次性注射器（5 ml）	25G
牙周膜麻醉	4% 复方阿替卡因注射剂（1.7 ml）	计算机控制无痛局部麻醉仪	30G

安瓿侧壁，将药液缓慢吸入注射器内，并排气。

②卡式安瓿：将卡式安瓿安装入金属注射器，充分暴露药物标签。安装时将尾部的金属钩嵌入活塞内，以利于回吸药液。

③计算机控制无痛局部麻醉仪：插入药筒盒并逆时针旋转 1/4 周。

（2）用棉签蘸取适量表面麻醉药传递给医生。

（3）传递一次性聚维酮碘（碘伏）棉签给医生进行局部消毒。

（4）传递局部麻醉注射器给医生，要避开患者视线，以免引起患者的恐惧。

（5）注射完成后协助患者漱口。

（6）术中持续观察患者的全身情况。

【术后护理】

（1）整理用物：分类处理治疗后的器械，器械消毒灭菌后备用。

（2）局部麻醉术后医嘱：告知患者麻醉持续时间，防止咬伤唇颊黏膜。

第四节　橡皮障隔离术的护理配合

【术前物品准备】 打孔器、橡皮障夹钳、橡皮障夹、橡皮障支架、橡皮布、牙线、橡皮楔子、牙龈封闭剂、剪刀、橡皮障定位打孔模板、水门汀充填器（图 6-8）。

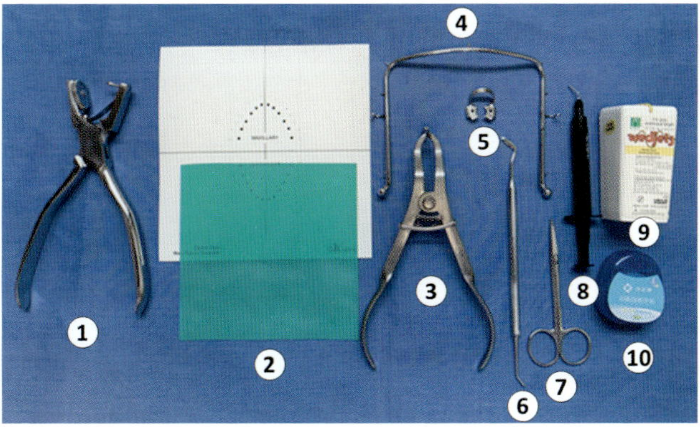

①打孔器；②橡皮布及橡皮障定位打孔模板；③橡皮障夹钳；④橡皮障支架；⑤橡皮障夹；⑥水门汀充填器；⑦剪刀；⑧牙龈封闭剂；⑨橡皮楔子；⑩牙线。

图 6-8　橡皮障隔离术主要用物准备

【橡皮障安装的护理配合】 询问患者是否有橡胶过敏史，为患者口唇涂抹凡士林油。

1. 翼法（图 6-9）

（1）根据牙位选择合适的橡皮障夹，橡皮布打孔，将橡皮障夹安置在橡皮布上，放置夹钳，护士左手传递给医生，医生右手接过夹钳，将橡皮障夹和橡皮布一同固定到牙颈部。

（2）护士传递水门汀充填器，将橡皮布翻转至固定夹下方。如需暴露多牙，可传递橡皮楔子帮助固定。

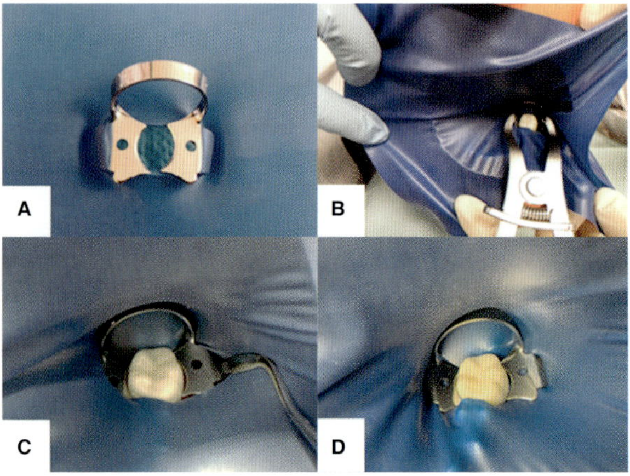

A. 橡皮障夹安置在橡皮布上；B. 将橡皮障夹安放固定在牙颈部；C. 翻转橡皮布；D. 橡皮障安装完成。

图 6-9 橡皮障安装技术——翼法

2. 橡皮布优先法（图 6-10）

（1）要求医护共同完成。医生双手撑开橡皮布，按照打孔部位套入牙齿，并推向牙颈部。邻面不易滑入时，护士用牙线帮助橡皮布通过接触点。

（2）若有 2 个以上的牙和孔，应从远中向近中逐一套入，然后护士用橡皮障夹钳将橡皮障夹固定到牙颈部，医生可以再调整橡皮障夹的位置至合适位。

（3）传递牙线、橡皮楔子，帮助邻面橡皮布通过接触点。

3. 弓法（图 6-11） 护士将已打好孔的橡皮布套在橡

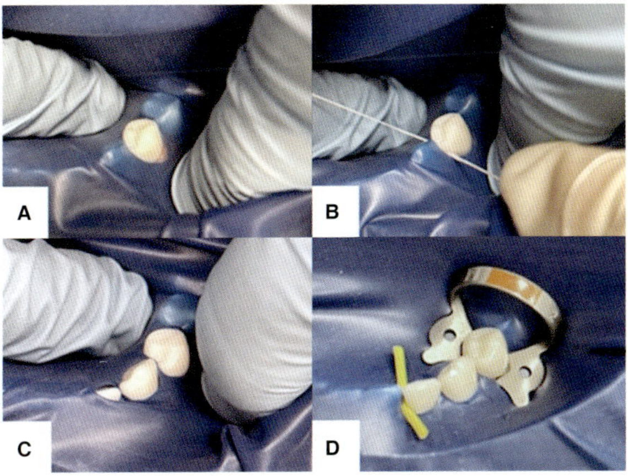

A. 撑开橡皮布套入牙齿；B. 用牙线帮助橡皮布通过接触点；C. 多牙时应从远中向近中逐一套入；D. 安放、固定橡皮障夹。

图 6-10　橡皮障安装技术——橡皮布优先法

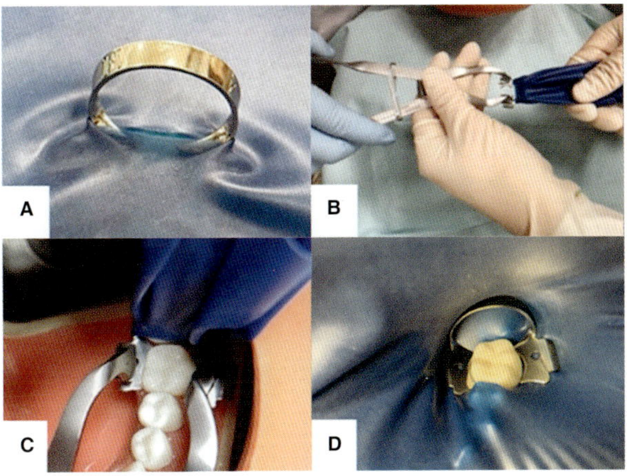

A. 橡皮布套在橡皮障夹上露出弓部；B. 撑开橡皮障夹传递给医生；C. 橡皮障夹固定在牙颈部；D. 橡皮布拉下套入牙颈部。

图 6-11　橡皮障 安装技术——弓法

皮障夹上，露出橡皮障夹弓部，用橡皮障夹钳撑开橡皮障夹，传递给医生。医生在直视下将橡皮障夹固定在牙颈部，将弓部的橡皮布从橡皮障夹上拉下套入牙颈部。

4. 橡皮障夹优先法（图 6-12）

（1）护士选择合适的橡皮障夹并系上安全绳，将夹钳传递给医生，医生将橡皮障夹直接夹在固位牙上。

（2）护士将打好孔的橡皮布传递给医生，医生将橡皮布上的孔依次套过并暴露橡皮障夹的弓部、牙齿

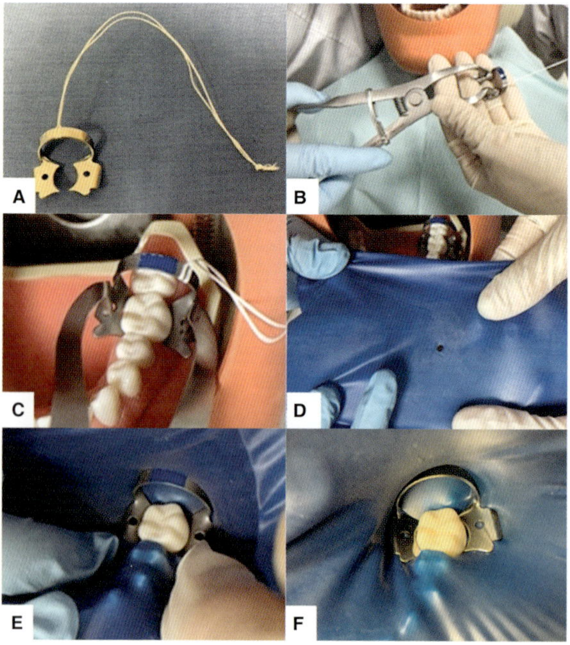

A. 橡皮障夹系上安全绳；B. 将夹钳传递给医生；C. 橡皮障夹固定在牙颈部；D. 将橡皮布传递给医生；E 橡皮布依次套过并暴露橡皮障夹弓部、牙齿和橡皮障夹的夹臂；F. 安装完成。

图 6-12 橡皮障安装技术——橡皮障夹优先法

和橡皮障夹的夹臂。需要注意安全绳在安装过程中始终在口外，以防止橡皮障夹的误吞、误吸。

【橡皮障夹就位后的检查和调整】

（1）协助医生调整橡皮障支架，撑开橡皮布，要求遮盖全部口腔，注意不要影响患者呼吸。

（2）检查牙颈部与橡皮布边缘密合情况，对于有渗漏的部位，使用牙龈封闭剂。

（3）放置吸引器管，可从橡皮布下直接放入口腔，也可以在橡皮布上远离操作区位置剪出孔洞，从橡皮布上方放入。

（4）咬合垫的应用：根据治疗时间、患者张口度来考虑是否放置。

【橡皮障的取下】

（1）单个牙齿：护士将橡皮障夹钳传递给医生。先用夹钳取下橡皮障夹，再将橡皮障支架和橡皮布一起去除。或者撑开夹子，将整个橡皮障装置直接取下。

（2）多个牙齿：先松开橡皮障夹和橡皮楔子，然后取下橡皮布，必要时用剪刀剪开牙间隙的橡皮布后取下。

（3）传递牙线检查牙间隙，防止遗留橡皮布。

【整理用物】 治疗结束后协助医生取下橡皮障夹。丢弃橡皮布、牙线、橡皮楔子等一次性用物，其他物品送消毒室进一步清洗、消毒、灭菌。

第五节　直接粘接修复术的护理配合

【术前准备】

（1）患者准备：引导患者进入诊室，就座于综合治疗椅上，调节椅位、灯光。初步了解患者全身、口腔情况及心理状态，减轻患者焦虑。

（2）用物准备：见图6-13。

①常规用物：检查器、牙科手机、三用枪头、吸引器管、口杯。

②橡皮障隔湿用物：打孔器、橡皮障夹钳、橡皮障夹、橡皮障支架、橡皮布、牙线、橡皮楔子、牙龈封闭剂、剪刀、橡皮障定位打孔模板。

③树脂充填用物：各型车针、充填器械、成形器械、毛刷、比色板、树脂材料、处理剂、粘接剂、咬合纸。

④光固化灯：安装防护套以确保灯头清洁，保证光强度在有效范围。

（3）其他准备：病历、X线片。

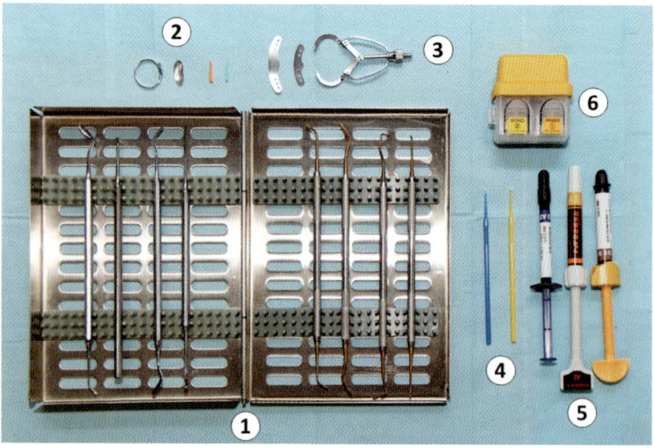

①各型充填器械；②分段式成形系统；③传统成形片和成形片夹；④毛刷；⑤树脂材料；⑥处理剂和粘接剂。

图6-13　直接粘接修复术的主要用物准备

【术中护理】 见表 6-2。

【术后护理】

（1）整理用物：分类处理治疗后的器械，将器械分类放置后消毒。

表 6-2　直接粘接修复术的术中护理配合

医生操作	护理操作
局部麻醉	• 参见本章第三节“局部麻醉的护理配合”
隔湿	• 协助医生放置橡皮障，参见本章第四节“橡皮障隔离术的护理配合”；或者准备棉卷、吸引器管等其他隔湿物品
去腐、修整洞形	• 安装手机及钻针；吸唾，及时吹干口镜，保持视野清晰
比色	• 关闭治疗灯，准备比色板，自然光下协助比色
放置邻面成形系统	• 协助医生放置成形系统
粘接面处理	• 按照使用说明，用毛刷蘸取处理剂和（或）粘接剂，传递给医生，将光敏灯传递给医生或协助医生进行光固化
树脂充填	• 遵医嘱准备适量树脂材料，并切取合适大小的材料放在避光盒中。每次取适量的树脂材料置于合适的充填器上传递给医生。及时用干纱布擦去器械上多余的材料。充填过程中及时吸唾，保持术区干燥
光固化	• 传递光敏灯，协助医生完成逐层固化
拆除橡皮障	• 递送橡皮障夹钳，拆除橡皮障
修形与抛光	• 传递咬合纸，安装合适钻针，使用三用枪和吸引器保持术野清晰

（2）健康宣教：嘱患者勿用患牙咬硬的食物，以免崩裂；如有不适，及时复诊。

第六节　椅旁 CAD/CAM 修复的护理配合

【术前准备】

（1）患者准备：引导患者进入诊室，就座于综合治疗椅上，调节椅位、灯光。初步了解患者全身、口腔情况及心理状态，减轻患者焦虑。

（2）用物准备（图 6-14）

①常规用物：检查器、牙科手机、防护用物、三用枪头、吸引器管、口杯。

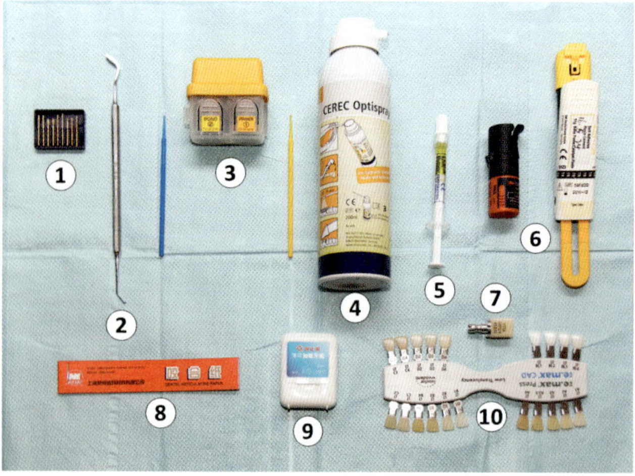

①各型车针；②充填器械；③处理剂和粘接剂；④对比度增强剂；⑤氢氟酸；⑥硅烷偶联剂和双固化型树脂水门汀；⑦瓷块；⑧咬合纸；⑨牙线；⑩比色板。

图 6-14　椅旁 CAD/CAM 修复的主要用物准备

②橡皮障隔湿用物：打孔器、橡皮障夹钳、橡皮障夹、橡皮障支架、橡皮布、牙线、橡皮楔子、牙龈封闭剂、剪刀、橡皮障定位打孔模板。

③ CAD/CAM 修复用物：各型车针、充填器械、对比度增强剂、比色板、瓷块、牙线、咬合纸、毛刷、粘接用物。

（3）其他准备：CAD/CAM 设备、烧结炉、上釉上色材料、拉钩、反光板、登记表。

【术中护理】 见表 6-3。

表 6-3　椅旁 CAD/CAM 修复的术中护理配合

医生操作	护理操作
牙体预备	• 吸唾，及时吹干口镜，保持视野清晰
比色	• 准备与瓷块匹配的比色板
取光模	• 推开治疗灯，协助牵拉口角或舌部，并及时吸唾，保持视野清晰。如果使用喷粉口扫系统，摇匀并传递对比度增强剂
设计、制作嵌体	• 准备 CAD/CAM 设备，安装瓷块 • 协助患者填写登记表
上釉、烧结瓷块	• 准备上釉用物及一杯清水，预热烧结炉
试戴修复体	• 准备牙线、咬合纸
上橡皮障	• 协助医生安装橡皮障
粘接	• 给医生传递小乙醇棉球，吹干嵌体，在嵌体的粘接面上均匀涂一层氢氟酸，1 分钟后用水冲净、吹干。将通用粘接剂均匀涂在嵌体粘接面，1 分钟后吹干。将通用粘接剂传递给医生，1 分钟后传递光敏灯光照

续表

医生操作	护理操作
	• 调双重固化粘接剂，均匀涂抹在嵌体粘接面传递给医生。传递光敏灯，协助医生去除多余的粘接剂，传递光敏灯光照固化
拆除橡皮障	• 协助医生拆卸橡皮障
调殆、抛光	• 吸唾，保持视野清晰

【术后护理】

（1）整理用物：处理治疗后的器械，将器械分类放置后消毒。

（2）保养和维护

①用 75% 乙醇纱布擦拭口扫仪。

②用湿纸巾将研磨仪内粉末擦拭干净，晾干后再关闭舱门。

（3）健康宣教

①嘱患者 24 小时内勿用患牙，24 小时后材料彻底凝固方可使用。

②嘱患者勿用患牙咬太硬的食物，以免牙齿崩裂。

③注意口腔卫生，定期洗牙。

④如有不适，及时复诊。

第七节　牙齿漂白技术的护理配合

一、牙齿冷光漂白诊室技术的护理配合

【术前准备】

（1）患者准备：引导患者进入诊室，就座于综合

治疗椅上，调节椅位、灯光。

（2）用物准备（图 6-15）

①常规用物：检查器、牙科手机、防护用物、三用枪头、吸引器管、口杯。

②照相用物：相机、拉钩、反光板、开口器。

③抛光用物：抛光杯、抛光砂。

④冷光漂白用物：冷光漂白套装（诊室装）、冷光漂白仪、VITA 漂白专用比色板。

（3）其他准备：病历、X 线片。

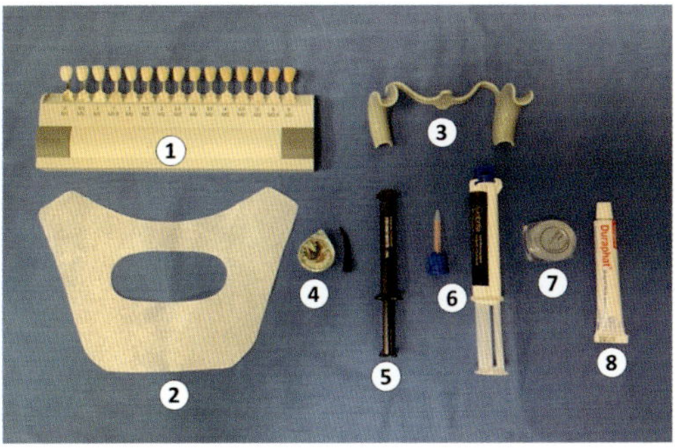

①比色板；②防护面巾；③开口器；④抛光砂；⑤牙龈封闭剂；⑥冷光漂白剂；⑦护唇油；⑧氟保护剂。

图 6-15　牙齿冷光漂白的主要用物准备

【术中护理】 见表 6-4。

【术后护理】

（1）整理用物：分类处理治疗后器械，消毒、灭菌备用。

（2）健康宣教：告知患者漂白术后注意事项，强调不宜接触的饮食，以免牙齿着色；如有疼痛及敏感，可遵医嘱服用止痛药物。

表 6-4 牙齿冷光漂白的术中护理配合

医生操作	护理操作
清洁、抛光牙面	• 在牙科手机上安装抛光杯，护士用三用枪头和吸引器管及时冲洗、抛光牙面，吸除唾液，保持术野清晰
术前比色、照相	• 护士使用双侧拉钩牵拉患者口腔软组织，注意动作要轻柔，同时准备好比色板，协助医生拍照，留取术前资料
放置开口器	• 传递漂白专用开口器并协助医生放置，嘱患者放松，轻咬开口器
隔湿	• 放置吸引器管
牙龈保护	• 安装牙龈保护剂的注射头，传递给医生，协助医生涂布；传递带保护套的光敏灯进行固化；传递探针，检查牙龈保护剂的固化效果
冷光漂白	• 帮助患者佩戴护目镜 • 安装漂白凝胶的混合头，传递给医生，协助涂布。根据产品的使用说明调整机器光照时间照射 • 用强吸吸除牙面凝胶，避免接触口唇。吸取凝胶完毕后应再吸取清水，以清洁吸引器管表面及管道内部 • 涂布漂白凝胶和光照过程根据医嘱可重复3 次
术后比色、照相	• 护士使用双侧拉钩牵拉患者口腔软组织，准备比色板，协助医生拍照，留取术后资料

二、牙齿漂白家庭技术的护理配合

【术前准备】

（1）患者准备：引导患者进入诊室，就座于综合治疗椅上，调节椅位、灯光。

（2）用物准备

①常规用物：检查器、牙科手机、防护用物、三用枪头、吸唾管、口杯。

②照相用物：相机、拉钩、反光板、开口器。

③抛光用物：抛光杯、抛光砂。

④藻酸盐印模材料，各种型号托盘、调刀、调碗、白石膏粉。

⑤压模机、打磨机、剪刀。

⑥冷光漂白用物：冷光漂白套装（家庭装）、VITA漂白专用比色板。

（3）其他准备：病历、X线片。

【术中护理】见表6-5。

表6-5 牙齿漂白家庭技术的术中护理配合

医生操作	护理操作
清洁、抛光牙面	• 在牙科手机上安装抛光杯，护士用三用枪头和吸唾管及时冲洗、抛光牙面，吸除唾液，保持术野清晰
术前比色、照相	• 护士使用双侧拉钩牵拉患者口腔软组织，注意动作要轻柔，同时准备好比色板，协助医生拍照，留取术前资料
取印模	• 按比例调拌印模材料，分别放置于上、下颌托盘上，传递给医生

续表

医生操作	护理操作
灌制模型	• 将取好的上、下颌阴模分别填满白石膏，注意边灌边震动，减少气泡的产生
压模	• 打开压模机，将塑料模板放在灌好的阳模上，制作个性化牙套
修整并试戴牙套	• 将剪刀递予医生，医生修剪牙套，以牙套边缘覆盖牙龈缘以上 1 mm 为宜
打磨	• 要求打磨光滑
教患者摘戴牙套、放置脱色剂	• 协助医生教会患者如何摘戴牙套、如何放置脱色剂等注意事项
术后比色、照相	• 护士使用双侧拉钩牵拉患者口腔软组织，准备比色板，协助医生拍照，留取术后资料

【术后护理】

（1）整理用物：分类处理治疗后器械，消毒、灭菌备用。整理治疗单元。

（2）健康宣教

①脱色剂用量适当，勿溢出牙套范围。如果溢出，应及时去除，以防吞咽。每次佩戴时间至少 4 小时（夜间更适合），每天 2 次。

②每次用毕及时用清水冲洗干净，于干燥、阴凉处保存。

③告知患者漂白术后注意事项，强调不宜接触的饮食，以免牙齿着色；如有疼痛及敏感，可遵医嘱服用止痛药物。

④遵医嘱及时复诊。

三、冠内漂白的护理配合

【术前准备】

（1）患者准备：引导患者进入诊室，就座于综合治疗椅上，调节椅位、灯光。

（2）用物准备

①常规用物：检查器、牙科手机、防护用物、三用枪头、吸唾管、口杯。

②橡皮障隔湿用物：打孔器、橡皮障夹钳、橡皮障夹、橡皮障支架、橡皮布、牙线、橡皮楔子、牙龈封闭剂、剪刀、橡皮障定位打孔模板。

③漂白剂：商品化漂白剂或30%过氧化氢（H_2O_2）、硼酸钠、10%过氧化脲。

④垫底材料：玻璃离子水门汀。

（3）其他准备：病历、X线片。

【术中护理】 见表6-6。

表6-6　冠内漂白的术中护理配合

医生操作	护理操作
牙龈保护	• 协助医生安装橡皮障隔离系统
髓腔清理	• 备好各型号球钻，安装于慢速牙科手机上
去除部分根充物，玻璃离子水门汀垫底	• 根据窝洞大小调制适量玻璃离子水门汀，递予医生
置入漂白剂	• 根据漂白剂种类，护理配合如下： — 将商品化漂白剂直接递予医生使用 — 或者将30%过氧化氢与硼酸钠粉调成糊剂，置于纸板上备用 — 或者将10%过氧化脲少量置于双碟中

续表

医生操作	护理操作
髓腔封闭	• 根据窝洞大小准备玻璃离子水门汀于充填器上，传递给医生
拆除橡皮障	• 协助医生拆卸橡皮障

【术后护理】

（1）整理用物，分类处理治疗后器械，消毒、灭菌备用。整理治疗单元。

（2）健康宣教：告知患者漂白术后注意事项，按照预约时间复诊；如有敏感或疼痛，随时复诊。

第八节　根管治疗的护理配合

【术前准备】

（1）患者准备：引导患者进入诊室，就座于综合治疗椅上，调节椅位、灯光。初步了解患者全身、口腔情况及心理状态，减轻患者焦虑。

（2）用物准备

①常规用物：检查器、牙科手机、防护用物、三用枪头、吸引器管、口杯。

②橡皮障隔湿用物：打孔器、橡皮障夹钳、橡皮障夹、橡皮障支架、橡皮布、牙线、橡皮楔子、牙龈封闭剂、剪刀、橡皮障定位打孔模板。

③根管预备用物（图 6-16）：各型钻针、拔髓针、根管锉、镍钛锉、髓针柄、螺旋充填器、清洁台、吸潮纸尖、牙髓锁镊、调拌刀、调拌板、水门汀充填器、显微镜、显微镜平面反射口镜、根管口探针、根管治

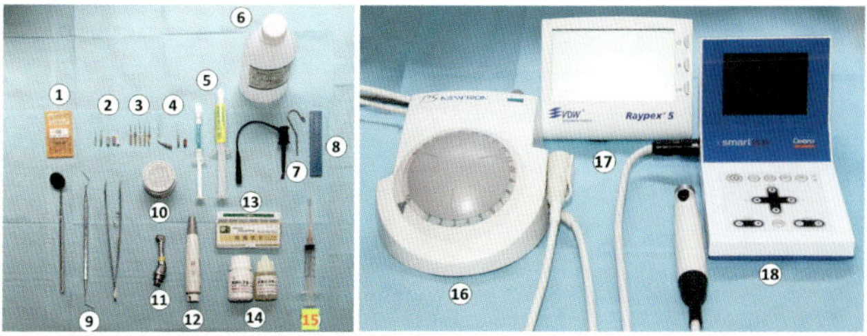

①拔髓针；②各型钻针及手用根管锉；③镍钛锉；④超声工作尖、螺旋充填器和指持式侧方加压器；⑤氢氧化钙糊剂和根管润滑剂（EDTA）；⑥根管冲洗剂；⑦唇钩及夹持器；⑧根管治疗测量尺；⑨显微镜平面反射口镜、根管口探针和牙髓锁镊；⑩清洁台；⑪减速手机；⑫超声手柄；⑬吸潮纸尖；⑭玻璃离子水门汀；⑮根管冲洗器；⑯超声治疗仪；⑰根尖定位仪；⑱减速马达。

图 6-16　根管预备的主要用物准备

疗测量尺、唇钩及夹持器、根尖定位仪、根管冲洗器、根管冲洗剂、根管润滑剂（EDTA）、氢氧化钙糊剂、暂时封闭材料、减速马达、减速手机、超声治疗仪、超声手柄及工作尖。

④根管充填用物（图 6-17）：根管封闭剂、螺旋充

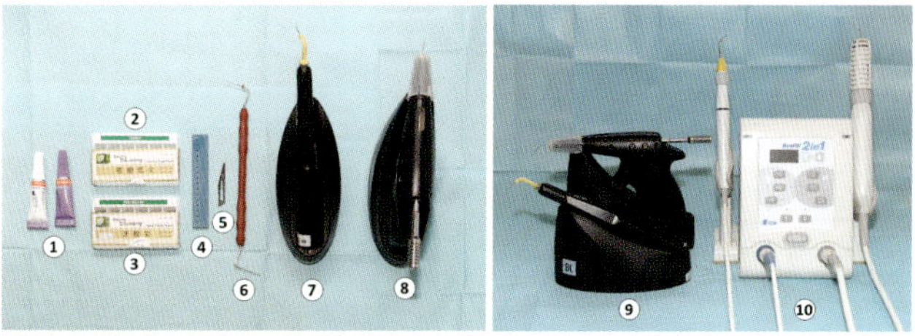

①根管封闭剂；②吸潮纸尖；③牙胶尖；④根管治疗测量尺；⑤刀片；⑥垂直加压器；⑦携热器；⑧回填仪；⑨分体式热牙胶充填仪；⑩二合一热牙胶根充仪。

图 6-17　根管充填的主要用物准备

填器、牙胶尖、刀片、侧压器（冷侧压根充用）、垂直加压器、携热器、回填仪。

（3）其他准备：病历、X线片。

【**术中护理**】 见表6-7。

表6-7 根管治疗的术中护理配合

医生操作	护理操作
局部麻醉	• 参见本章第三节“局部麻醉的护理配合”
安置橡皮障	• 参见本章第四节“橡皮障隔离术的护理配合”
设置显微镜	• 协助医生设置显微镜
去腐	• 安装手机及钻针；吸唾，及时吹干口镜，保持视野清晰
髓腔进入和冠部预备	• 遵医嘱在牙科手机上安装合适钻针，及时使用三用枪头及吸引器管，保持术野清晰。传递根管口探针及小号根管锉 • 必要时根据医嘱准备超声工作尖，功率设置为10～12档，去除冠方钙化物
牙髓摘除（必要时）	• 对于粗大根管及成形牙髓，将装有次氯酸钠液的冲洗器递予医生，再将拔髓针递予医生，同时协助医生用纱卷清除残留在拔髓针上的牙髓组织
根管长度确定	• 准备根尖定位仪，安装唇钩并置于患者口角，将夹持器递予医生。准备根管治疗测量尺 • 传递根管锉，将根管润滑剂（EDTA）放置于玻璃板上，供医生使用 • 将根管测量仪的夹持器递予医生 • 将根管治疗测量尺递予医生，测量工作长度并记录数据

续表

医生操作	护理操作
根管预备	• 将冲洗器递予医生，并及时吸净冲洗液 • 用镍钛根管锉的止动片标记工作长度后，按使用先后顺序依次插于清洁台 • 在减速手机上安装镍钛根管锉，蘸取适量 EDTA，依次递予医生 • 每根镍钛锉从根管内取出后，将冲洗器递予医生冲洗根管，并用吸引器管及时吸去冲洗液。同时准备乙醇棉球或纱布，擦净根管锉表面的碎屑 • 依次将根管主锉、根管测量仪夹持器、根管治疗测量尺递予医生
超声荡洗	• 将根管冲洗液递予医生，并用吸引器管及时吸去冲洗液 • 在超声手柄上安装超声锉后，设置超声功率为 6 ～ 7 档，将超声手柄递予医生
根管封药（必要时）	• 将吸潮纸尖递予医生擦干根管 • 安装螺旋充填器，将适量根管消毒剂置于玻璃板上递予医生 • 根据患牙缺损大小，用水门汀充填器取适量暂时封闭材料或调拌玻璃离子水门汀后取适量递予医生暂封
根管充填	
冷牙胶侧方加压根管充填	• 遵医嘱选择主牙胶尖，将主牙胶尖标记工作长度 • 用牙髓锁镊夹持主牙胶尖递予医生，待医生试好主尖后用乙醇消毒备用 • 用侧压器止动片标记工作长度，并插于清洁台

续表

医生操作	护理操作
	● 调拌根管封闭剂 ● 用牙髓锁镊夹主牙胶尖蘸少许根管封闭剂后递予医生，传递侧压器，再传递辅牙胶尖，并交替传递辅牙胶尖及侧压器直至根管填满 ● 将充填器加热后或将携热器递予医生。用牙髓锁镊夹乙醇棉球递予医生
热牙胶垂直加压根管充填	● 遵医嘱准备合适锥度的牙胶尖，修剪牙胶尖尖端后标记工作长度，用牙髓锁镊夹主牙胶尖递予医生，待医生试好主尖后用乙醇消毒备用 ● 遵医嘱准备合适的垂直加压器、携热器、回填仪注射头，并用止动片标记工作长度减 3 ～ 5 mm ● 调拌根管封闭剂 ● 用牙髓锁镊夹取主牙胶尖蘸取少量根管封闭剂，递予医生 ● 打开携热器，当温度升至 160 ～ 220℃时传递携热器手柄。交替传递垂直加压器及携热器，并及时清理携热器工作尖上的牙胶 ● 准备牙胶回填仪，待升温后，递予医生。交替传递垂直加压器及牙胶回填仪手柄，直至牙胶压实。用牙髓锁镊夹乙醇棉球递予医生清理髓腔
冠方封闭	● 根据患牙缺损大小，用水门汀充填器取适量暂时封闭材料或调拌玻璃离子水门汀后取适量递予医生暂封。协助医生开具 X 线检查申请单

【术后护理】

（1）整理用物：处理治疗后的器械，将器械分门别类放置后消毒、灭菌备用。

（2）术后宣教

①告知患者术后患牙出现轻度疼痛或不适感属于正常反应，如有剧痛反应，随时就诊。

②嘱患者在根管治疗期间避免用患侧咀嚼硬物。

③嘱患者按时复诊。

第九节　牙髓切断术的护理配合

【术前准备】

（1）患者准备：引导患者进入诊室，就座于综合治疗椅上，调节椅位、灯光。初步了解患者全身、口腔情况及心理状态，减轻患者焦虑。

（2）用物准备（图 6-18）

①常规用物：检查器、牙科手机、防护用物、三用枪头、吸引器管、口杯。

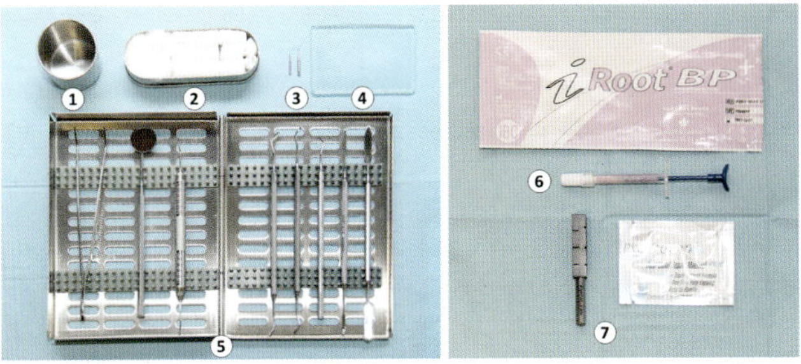

①无菌药杯；②无菌敷料；③各型钻针；④玻璃板；⑤各型手持器械；⑥ iRoot BP；⑦ MTA 及其成形块。

图 6-18　牙髓切断术的主要用物准备

②橡皮障隔湿用物：打孔器、橡皮障夹钳、橡皮障夹、橡皮障支架、橡皮布、牙线、橡皮楔子、牙龈封闭剂、剪刀、橡皮障定位打孔模板。

③牙髓切断物品：显微镜、显微口镜、牙髓切断手术包、各型钻针、盖髓剂（例如 MTA、iRoot BP）、玻璃离子水门汀。

④充填材料：同本章第五节直接粘接修复术的用物准备。

（3）其他准备：病历、X 线片。

【术中护理】 见表 6-8。

【术后护理】

（1）分类清理用物，消毒、灭菌备用。

（2）整理治疗单元。

（3）告知患者可能出现术后疼痛等情况，不适时随诊。

第十节　根尖诱导成形术的护理配合

【术前准备】

（1）患者准备：引导患者进入诊室，就座于综合治疗椅上，调节椅位、灯光。初步了解患者全身、口腔情况及心理状态，减轻患者焦虑。

（2）用物准备

①常规用物：检查器、牙科手机、防护用物、三用枪头、吸引器管、口杯。

②橡皮障隔湿用物：打孔器、橡皮障夹钳、橡皮障夹、橡皮障支架、橡皮布、牙线、橡皮楔子、牙龈

表 6-8　牙髓切断术的术中护理配合

医生操作	护理操作
局部麻醉	• 参见本章第三节“局部麻醉的护理配合”
安置橡皮障	• 参见本章第四节“橡皮障隔离术的护理配合”
设置显微镜	• 协助医生设置显微镜
去腐	• 安装手机及钻针；吸唾，及时吹干口镜，保持视野清晰
更换手套，揭除或部分揭除髓室顶	• 更换牙科手机，更换强吸，打开牙髓切断手术包外层包布。准备无菌生理盐水，倒入灭菌小药杯中
牙髓切断，处理牙髓断面、止血	• 递送生理盐水冲洗器，及时吸走冲洗液
盖髓剂覆盖牙髓断面	• 准备适量盖髓材料（例如 MTA、iRoot BP） • MTA 调拌方法：取适量 MTA 粉末，将蒸馏水滴入，用调拌刀调拌均匀，至湿沙状
玻璃离子水门汀垫底	• 取手术包内玻璃板、调拌刀调拌玻璃离子水门汀，递送给医生
树脂修复冠方缺损	• 参见本章第五节“直接粘接修复术的护理配合”

封闭剂、剪刀、橡皮障定位打孔模板。

③根管预备物品：参见本章第八节“根管治疗的护理配合”。

④根管封药物品：Vitapex。

⑤冠方封闭物品：玻璃离子水门汀。

（3）其他准备：病历、X线片。

【**术中护理**】 见表6-9。

【**术后护理**】

（1）分类清理用物，消毒、灭菌备用。

表6-9 根尖诱导成形术的术中护理配合

医生操作	护理操作
局部麻醉	• 参见本章第三节“局部麻醉的护理配合”
安置橡皮障	• 参见本章第四节“橡皮障隔离术的护理配合”
设置显微镜	• 协助医生设置显微镜
去腐、开髓	• 安装手机及钻针；吸唾，及时吹干口镜，保持视野清晰
根管长度确定，根管预备	• 传递根管冲洗液，将根管锉放置于清洁台上供医生行根管预备时使用。协助清理根管锉上的碎屑。及时吸走冲洗液 • 参见本章第八节“根管治疗的护理配合”
超声荡洗	• 参见本章第八节“根管治疗的护理配合”
根管封药、暂封	• 传递纸尖擦干根管。调拌氢氧化钙糊剂，安装螺旋充填器供医生进行根管封药。递送暂封材料
复诊导入根尖诱导封药	• 协助医生去除暂封材料，传递冲洗液，及时吸走冲洗液。传递纸尖擦干根管。将Vitapex递予医生。递送小乙醇棉球供医生擦净髓腔内残留糊剂
玻璃离子水门汀暂封	• 调拌玻璃离子水门汀，递送水门汀充填器

（2）整理治疗单元。

（3）告知患者可能出现术后疼痛等情况，不适时随诊；及时复诊换药。

第十一节 根尖屏障术的护理配合

【术前准备】

（1）患者准备：引导患者进入诊室，就座于综合治疗椅上，调节椅位、灯光。初步了解患者全身、口腔情况及心理状态，减轻患者焦虑。

（2）用物准备

①常规用物：检查器、牙科手机、防护用物、三用枪头、吸引器管、口杯。

②橡皮障隔湿用物：打孔器、橡皮障夹钳、橡皮障夹、橡皮障支架、橡皮布、牙线、橡皮楔子、牙龈封闭剂、剪刀、橡皮障定位打孔模板。

③器械：显微镜、显微口镜、超声治疗仪、超声手柄、超声锉垂直加压器、调拌刀、玻璃板、MTA Block。

④材料：MTA 或 iRoot BP、湿棉球、暂封材料。

（3）其他准备：病历、X 线片。

【术中护理】 见表 6-10。

【术后护理】

（1）及时清理干净 MTA Block、垂直加压器等，消毒、灭菌备用。

（2）整理治疗单元。

（3）告知患者及时复诊，不适时随诊。

表 6-10 根尖屏障术的术中护理配合

医生操作	护理操作
局部麻醉	• 参照本章第三节“局部麻醉的护理配合”，协助医生进行局部麻醉
安置橡皮障	• 参照本章第四节“橡皮障隔离术的护理配合”，协助医生进行橡皮障隔湿
设置显微镜	• 协助医生设置显微镜
去腐、开髓	• 安装手机及钻针；吸唾，及时吹干口镜，保持视野清晰
确定工作长度	• 将 K 锉传递给医生，拍摄 X 线片，确定工作长度
根管预备	• 参见本章第八节“根管治疗的护理配合” • 化学预备时准备次氯酸钠冲洗液
超声荡洗	• 安装超声锉并确认功率 • 参见本章第八节“根管治疗的护理配合”
根管封药、暂封	• 递送纸尖擦干根管，调拌氢氧化钙糊剂，安装螺旋输送器，传递给医生进行根管封药。递送干棉球，暂封
复诊检查感染是否控制	• 若感染未控制，则重复上述根管消毒、根管封药操作。若感染已控制，则进入后续操作
去除暂封材料	• 吸唾，及时吹干口镜，保持视野清晰
取根管内封药	• 递送根管冲洗液，准备超声锉，设置荡洗频率，递予医生
擦干根管	• 用牙髓锁镊递送纸尖至镜下，供医生擦干根管

续表

医生操作	护理操作
	• 注意：根尖屏障术全程在显微镜下操作，护理配合时用物需递送至显微镜光圈范围内，医生可以直接使用
准备垂直加压器	• 根据根管的工作长度，协助医生测量垂直加压器工作长度
生物活性材料封闭根尖 3～5 mm	• 如使用 MTA：取适量 MTA 粉末，将蒸馏水滴入，用调拌刀调拌均匀，至湿沙状。将 MTA 放置在 MTA Block 中，将垂直加压器递送给医生，供医生取用 • 如使用 iRoot BP：取用适量材料，塑形成长条，用垂直加压器递送给医生 • 交替递送纸尖，供医生吸出多余水分 • 递送湿棉球封于髓腔内 • 注意：MTA 调拌过干或过湿都会影响使用，需注意水粉比例。若 MTA 过干，可添加少量蒸馏水重新调拌
冠方暂封	• 取适量的暂封材料递予医生，协助医生开具 X 线检查申请单
隔日热牙胶充填冠方根管	• 参照本章第八节中根管治疗根充回填的护理配合

第十二节　再生性牙髓治疗的护理配合

【术前准备】

（1）患者准备：引导患者进入诊室，就座于综合治疗椅上，调节椅位、灯光。初步了解患者全身、口腔情况及心理状态，减轻患者焦虑。

（2）用物准备

①常规用物：检查器、牙科手机、防护用物、三用枪头、吸引器管、口杯。

②橡皮障隔湿用物：打孔器、橡皮障夹钳、橡皮障夹、橡皮障支架、橡皮布、牙线、橡皮楔子、牙龈封闭剂、剪刀、橡皮障定位打孔模板。

③根管消毒物品：显微镜、显微口镜、超声治疗仪、超声手柄、根管冲洗器、生理盐水、1.25% 次氯酸钠、17% EDTA 溶液、超声锉、K 锉。

④根管封药物品：三联糊剂（甲硝唑、环丙沙星、米诺环素）或氢氧化钙糊剂、螺旋输送器、MTA 或 iRoot BP、玻璃板、调拌刀、灭菌注射用水。

⑤充填材料：同本章第五节直接粘接修复术的用物准备。

（3）其他准备：病历、X 线片。

【术中护理】 见表 6-11。

表 6-11 再生性牙髓治疗的术中护理配合

医生操作	护理操作
局部麻醉	• 参照本章第三节“局部麻醉的护理配合”，协助医生进行局部麻醉
安置橡皮障	• 参照本章第四节“橡皮障隔离术的护理配合”，协助医生进行橡皮障隔湿
设置显微镜	• 协助医生设置显微镜
去腐、开髓	• 安装手机及钻针；吸唾，及时吹干口镜，保持视野清晰

续表

医生操作	护理操作
确定工作长度	• 将K锉传递给医生，拍摄X线片，确定工作长度
化学预备	• 递送含1.25%次氯酸钠冲洗液的冲洗器给医生，及时吸除冲洗液。递送生理盐水冲洗器给医生，及时吸除冲洗液
超声荡洗	• 安装超声锉并确认功率。参见本章第八节“根管治疗的护理配合”
根管封药、暂封	• 递送纸尖擦干根管，调拌三联糊剂或氢氧化钙糊剂，安装螺旋输送器，传递给医生进行根管封药。递送干棉球，暂封
复诊检查感染是否控制	• 若感染未控制，则重复上述根管消毒、根管封药操作。若感染已控制，则进入后续操作
去除暂封材料、封药	• 参见本章第八节“根管治疗的护理配合”
超声荡洗	• 参见本章第八节“根管治疗的护理配合”
17%EDTA冲洗	• 准备17%EDTA冲洗液，递予医生
根管内引血	• 递送纸尖擦干根管，遵医嘱将K锉递送给医生。协助记录时间，待根管内血液凝固
生物活性材料封闭根管口	• 准备MTA或iRoot BP，参见本章第十一节“根尖屏障术的护理配合”。传递湿的小棉球，暂封
隔日树脂修复冠方	• 同本章第五节“直接粘接修复术的护理配合”

【术后护理】

（1）分类清理用物，消毒、灭菌备用。

（2）整理治疗单元。

（3）告知患者可能出现术后疼痛等情况，不适时随诊。

第十三节 显微根尖手术的护理配合

【术前准备】

（1）患者准备：引导患者进入诊室，就座于综合治疗椅上，调节椅位、灯光。初步了解患者全身、口腔情况及心理状态，减轻患者焦虑。

询问过敏史，协助医生为患者开处方，指导患者取药。遵医嘱，指导患者口服止痛药（如布洛芬等）。

（2）用物准备（图 6-19）

①常规用物：检查器、牙科手机、防护用物、手

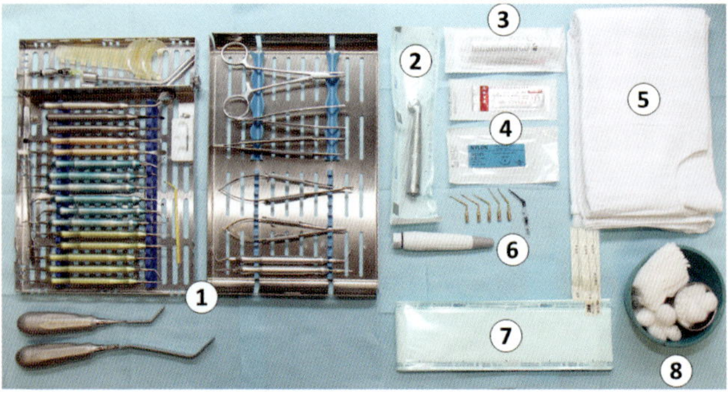

①各型根尖手术器械；②直角高速手机；③冲洗器；④手术刀片及缝合线；⑤手术铺巾；⑥超声手柄、超声倒预备工作尖及染色剂；⑦手机、吸引器尾管保护套和显微镜把手保护套；⑧无菌敷料。

图 6-19 显微根尖手术主要器械及用物

术专用手套、三用气枪头、吸引器管、口杯。

②局部麻醉用物。

③显微根尖手术用物：显微镜、根尖手术器械、直角高速手机、超声治疗仪、超声手柄、超声倒预备工作尖、20 ml 冲洗器、手术刀片、缝合线、染色剂、无菌镊子罐。

④材料和药品：0.2% 醋酸氯己定漱口液、75% 乙醇棉球、10% 中性甲醛固定液、MTA 或 iRoot BP、生理盐水。

（3）其他准备：化验单、病历、X 线片、CT、手术登记本、病理登记本、小枕头、冰袋。

【术中护理】

（1）麻醉：遵医嘱准备局部麻醉用物。

（2）局部消毒：嘱患者用 0.2% 醋酸氯己定漱口液含漱，准备 75% 乙醇棉球和氯己定棉球局部消毒。

（3）铺手术台：安装手机尾管保护套、吸引器尾管保护套、显微镜把手保护套，准备生理盐水。

（4）手术配合（表 6-12）。

【术后护理】

（1）整理用物：处理治疗后的器械时，将器械分门别类放置后进行消毒。擦拭牙椅，清洗管道。

（2）健康宣教

① 24 小时内间歇用冰袋冷敷术区。

②嘱患者遵医嘱服用消炎止痛药。

③嘱患者术后 24 小时内以进食偏冷的流食或软食为主，忌食刺激性或热的食物，禁烟酒。

④告知患者术后 3 天内术区出现轻度肿痛、体温

升高（低于 38℃）为正常的术后反应，可不予处理；若有其他不适，随时就诊。

⑤术后 1 周内勿用患侧咬硬物，饭后用漱口液漱口以保持清洁，防止感染。

⑥术后 5 ～ 7 天拆线，定期复查。

表 6-12 显微根尖手术的术中护理配合

医生操作	护理操作
切开	• 用持针器将手术刀片安装于手术刀柄后递予医生，及时吸引，保持术野清晰
翻瓣	• 递牙龈剥离器，协助牵拉口角，用纱布协助止血，及时用吸引器管吸净口内渗血，保持器械清洁和术野清晰
去骨	• 将去骨钻针安装于直角高速手机后递予医生，用吸引器管及时吸净口内的血液及唾液，及时冲洗、吹干显微口镜，保持术野清晰
根尖周刮治	• 传递刮治器械，随时保持器械清洁。如需留取病理组织，协助医生保存好病理组织
根尖切除	• 将去骨钻针安装于直角高速手机后递予医生，及时吸走骨腔中的血液，保持术野清晰。传递染色剂，协助医生染色
根尖倒预备	• 遵医嘱安装超声倒预备工作尖并传递超声手柄，及时吸净血液和唾液，保持术野清晰
根尖倒充填	• 准备 MTA 或 iRoot BP • 准备生理盐水湿润小棉球，传递调拌好的材料及倒充填器械，随时保持器械的清洁 • MTA 调拌：取适量 MTA 粉末，将蒸馏水滴入，用调拌刀调拌均匀，至湿沙状。将 MTA 放置在 MTA Block 中，供医生取用
清理、缝合	• 传递无菌生理盐水纱布，协助医生缝合

第七章

常用制剂与材料

第一节　通用制剂与材料

一、通用材料

1. 门诊常用敷料

（1）敷料盒：内装棉纱卷和大、小棉球，高压消毒备用。用于唾液隔离、压迫止血、擦拭表面、干燥窝洞、窝洞封药等。

（2）方形棉纱布：消毒后供手术中使用。

（3）棉签：消毒后供临床使用。

2. 聚维酮碘（碘伏）棉签　供局部表面消毒。其中碘伏溶液的有效碘浓度为 0.2% ～ 0.5%。

3. 牙胶棒　用于牙髓活力温度测试的热测法。牙胶加热变软但未冒烟燃烧的温度为 65 ～ 70℃。

4. 小冰棒或制冷剂　用于牙髓活力温度测试的冷测法。小冰棒初始温度在－10℃左右。目前临床常用的制冷剂是含有 1,1,1,2- 四氟乙烯的喷雾剂，温度可达－26.2℃。

二、75% 乙醇溶液

【用途】 物表消毒和杀菌。

【储存】 注意密闭瓶口，以免乙醇挥发。

三、口腔冲洗剂

口腔冲洗剂主要用于口腔创面消毒、冲洗或含漱，具有清除牙齿周围的食物残渣、抗菌、消炎、收敛等作用。药液浓度低，短期使用对组织功能无损害。

1. 0.9% 氯化钠灭菌溶液（生理盐水）

【用途】 手术伤口的清洁冲洗或根管内的冲洗。

【储存】 阴凉保存。

2. 0.1% 依沙吖啶溶液（利凡诺，雷佛奴尔）

【用途】 化脓性感染创面的冲洗或湿敷，也可用于含漱和根管冲洗。

【储存】 密闭、避光保存。

3. 3% 过氧化氢溶液（双氧水）

【用途】 具有止血、清洁、防腐、除臭作用，并对牙齿有一定漂白作用。用于口腔局部冲洗或涂擦，也可用于根管、牙周袋冲洗。牙髓和牙龈出血时，可用以止血。

【注意事项】

（1）密封、避光保存。

（2）不宜连续长期使用，以免引起口腔菌群失调。

（3）局部冲洗切忌加压，防止药液进入组织，形成气肿和造成炎症扩散。

4. 氯己定溶液（双氯苯双胍己烷，洗必泰）

【用途】 具有较强的广谱抑菌和杀菌作用，以及较低的毒性，是一种广泛使用的杀菌消毒剂。0.2%～2%溶液用于根管冲洗，0.12%～0.2%浓度的溶液常用于牙周治疗中预防或减少菌斑形成。

【储存】 避光常温保存。

【注意事项】

（1）氯己定可能会引起哮喘和呼吸困难、口腔黏膜剥脱等过敏反应。

（2）有临床报告显示氯己定可导致味觉、嗅觉改变。

四、碘制剂

1. 碘酊（碘酒，1%～2.5%）

【主要成分】 碘和碘化钾的乙醇溶液。

【用途】 有较强的杀灭病原体作用。用于手术野消毒。

【储存】 避光、避热，密闭储存。

【注意事项】

（1）对碘过敏者禁用。

（2）禁止与汞溴红（红汞）共用。

2. 复方碘液（浓台氏液）

【主要成分】 碘化锌、碘片、蒸馏水、甘油，按一定比例混合而成。

【用途】 具有杀菌、消炎、防腐和收敛作用。用于龈炎、乳头炎、冠周炎和牙周炎患牙的龈袋或牙周袋上药。

【储存】 置于棕色瓶内，密闭、避光保存。

3. 碘甘油

【主要成分】 碘片、碘化钾、薄荷、蒸馏水、甘油，按比例混合而成。

【**用途**】 具有杀菌、收敛、促进肉芽组织生长的作用。用于治疗龈炎和冠周炎，牙周袋消炎等。

【**储存**】 置于玻璃瓶中，密闭避光保存。

4. 碘仿糊剂

【**主要成分**】 碘仿、氧化锌、凡士林、丁香油酚，按比例混合而成。

【**用途**】 具有杀菌、收敛、促进伤口愈合的作用。用于根管内封药。

【**储存**】 置于密闭容器内，避免挥发变干，避光保存。

5. Vitapex

【**主要成分**】 氢氧化钙、羧甲基纤维素钠盐、碘仿、聚甲基硅氧烷、橄榄油。

【**用途**】 具有杀菌和收敛作用，有X线阻射性。用于长期根管内封药。

【**储存**】 室温保存，避开阳光直射。

【**注意事项**】

（1）对碘制剂过敏或有过敏史的患者禁用。

（2）注射器针头最前端的外径为0.5 mm。

（3）使用时应保持根管内干燥、无渗出。

（4）注入时不能加压过大，避免造成根管内压过高而导致患者疼痛。

（5）注意参照注射器上的刻度，避免过多Vitapex溢出根尖孔。注意下齿槽管和下颌磨牙的位置关系，以及上颌磨牙和上颌窦的位置关系。

6. 碘仿纱条 浸润碘仿制剂的纱条。

【用途】用于填塞干槽症的拔牙窝。有止血、防止污染、保护创面、促进肉芽组织生长等作用，利于伤口愈合。

【储存】本品久贮或遇光可逐渐释放碘，并色泽加深。置于密闭而避光的消毒容器内。

【注意事项】碘仿纱条填塞留置时，可隔数日至1周后换药。

五、门诊用氟化物制剂

氟的浓度一般在1%以上，剂型有溶液、糊剂、涂料、凝胶等，如75%氟化钠甘油糊剂，8%氟化亚锡溶液，含1.23%单氟磷酸钠的溶液、涂料或凝胶等。用于龋的预防与控制。

1. 多乐氟

【主要成分】5%氟化钠、蜂蜡、乙醇、虫胶和乳香树胶，以及流动增强剂、糖精和调味剂。

【储存】在室温下存储和使用。

【注意事项】

（1）对多乐氟成分过敏者禁用。如发生过敏反应，可通过刷牙、漱口轻易去除。

（2）涂布没有固定操作顺序，可按区段完成所有牙齿的涂布。建议先涂布下牙弓，再涂布上牙弓。

（3）多乐氟含有高浓度氟化物。没有使用完的多乐氟应该当作特殊的医疗废物回收和处理，以免污染环境。

2. 氟齿乐

【主要成分】乙醇、水、成膜剂、香料、1.5%氟化铵（相当于 7700 ppm 氟化物）。

【储存】 使用后立即盖好药瓶。产品极易燃，应远离火源保存。在 2 ~ 28℃的温度中保存本品。

【注意事项】

（1）患者对已知成分过敏，则不得使用本材料。

（2）产品接触口腔黏膜时，患者会出现短暂的轻微灼烧感。

（3）内服氟化物（含氟药片）的 7 岁以下儿童应在使用氟齿乐治疗后的几天内停止服药，以防氟过量。

（4）氟齿乐用药间隔为 6 个月。如存在多发严重龋坏，可缩短间隔时间。

3. 适乐

【主要成分】 松香季戊四醇酯甘油、正己烷、氟化钠（5%）、乙醇、食品级香料、硅。产品含氟量为 22 600 ppm。

【储存】 室温下存储和使用。

【注意事项】

（1）对松香过敏的患者请勿使用本产品。

（2）若出现过敏症状，请患者立即刷牙、漱口，彻底去除保护漆。

六、牙本质脱敏剂

根据作用机制，脱敏剂可分为：①降低局部牙髓神经感受器的敏感性，常用的有硝酸钾、草酸钾等。②形成沉淀物阻塞暴露的牙本质小管，常用的有氟化物类（如多乐氟、氟齿乐）、钙盐类材料（如 NovaMin、磷酸钙盐类生物活性玻璃材料等）。③覆盖暴露的牙本质小管，常用的有树脂和玻璃子类的保护漆及牙本质粘接剂，如 Hybrid Coat。④混合作用类，如 Gluma 脱敏剂等。临床上使用前需仔细阅读产品说明书，按要求操作。

1. Hybrid Coat

【主要成分】 丙酮、甲基丙烯酸酯类、丙烯酸酯类、4-META、水等。

【储存】 严禁火源，应避免潮湿和阳光直射。冷藏保管。

【注意事项】

（1）基液约含有 40% 的丙酮，使用时请勿洒落。使用时确保周围通风良好，避免吸入挥发的丙酮蒸气。

（2）避免接触牙龈或口腔黏膜，应使用橡皮障或涂布凡士林等牙龈保护剂以保护口腔软组织。

（3）使用时出现口腔黏膜或牙龈发疹、湿疹、发红、肿胀等过敏症状的患者，应立即停止使用。

2. 奥敏清

【主要成分】 生物活性矿物质、聚乙二醇、甘油和二氧化硅。

【储存】 室温下储存和使用。

【注意事项】

（1）可家庭使用，涂抹于牙面 2 分钟后再漱口清除。

（2）早晚各一次。

七、牙漂白剂

【主要成分】 一般为氧化物制剂，包括过氧化氢、过硼酸钠和过氧化脲等。

【用途】 为强氧化剂，有漂白作用。用于变色失髓牙的内漂白和外漂白，以及轻度氟斑牙和四环素染色牙的外漂白。

【储存】 避光、密闭。

【注意事项】 对皮肤、黏膜均有强烈的刺激性。使用时避免手接触药物；药棉球要严密封闭，防止药液溢出，刺激黏膜。如药液流在黏膜上，可立即用2.5%碘酊还原。

八、牙龈保护剂

【主要成分】 氧化锌粉、松香和丁香油。

【用途】 氧化锌有轻微的收敛和防腐作用，松香可增加黏性，使糊剂易于贴附在牙面和牙龈上。用于牙龈切除术、根尖切除术，敷于牙龈和牙颈部，以保护创面和止血。

【储存】 密闭保存，避免粉末受潮变质。

【注意事项】 用毕立即用75%乙醇棉球将玻璃板及调刀擦净，以免凝固后难以去除。

九、局部麻醉药物

1. 丁卡因液

【主要成分】 丁卡因粉、蒸馏水、洋红。

【用途】 用于黏膜表面麻醉。常用1%～2%溶液。

【储存】 密闭、阴凉处保存。

【注意事项】 标识要清楚，防止误用于注射麻醉。

2. 盐酸利多卡因注射液

【用途】 用于表面麻醉、浸润麻醉或阻滞麻醉。

常用浓度为 2%。

【注意事项】

（1）利多卡因可减慢心率，故心率过缓者（55 次 / 分以下）慎用。

（2）注射器吸药前要查对药瓶，推入药物前应回吸，确保针头不进入血管。

3. 复方盐酸阿替卡因注射液（必兰）

【性能】 酰胺类局麻药，较利多卡因易于在组织内扩散，局麻效能好，毒性比利多卡因小，过敏少见。制剂中含微量肾上腺素，可增强麻醉效果，减少不良反应。

【用途】 适用于局部浸润麻醉或神经阻滞麻醉。

【注意事项】

（1）4 岁以下儿童慎用。含肾上腺素，对严重高血压、心律失常、糖尿病等患者应慎用。

（2）吸药前要查对药瓶及检查注射器针尖有无破损。护士提供麻醉药时，向医师显示药瓶上的药名。

第二节 牙体修复材料

一、暂时性修复或垫底材料

1. 水基氧化锌制剂

【成分】 多乙酸乙烯、乙醇、硫酸钙、氧化锌。代表产品有 Ceivitron。

【性能】 材料硬化时间短，30 分钟左右开始硬化。不用时盖紧瓶盖，避免材料硬化。如有硬化，可用 95% 乙醇软化。不可用于直接盖髓。

【用途】 用于暂时性充填。

【储存】 4～25℃保存，避免阳光直射。

2. 玻璃离子水门汀（GIC）

【成分】 氟铝硅玻璃、聚酸、水。

【性能】 玻璃离子水门汀具有良好的生物相容性，具有释氟和再摄氟特性，可与牙组织发生化学粘接。

【用途】 牙体颈部楔状缺损、V类洞充填、小面积的Ⅲ类洞充填及中等深度窝洞光敏树脂充填的垫底。

【调制】 做充填时，粉液比（重量）2∶1；做粘固时，粉液比（重量）1.4∶1；做垫底时，粉液比基本同于充填时比例。用纸板和调刀（非金属）根据窝洞大小取好适量粉液旋转调匀，粉逐份加入。做充填时要调成面团状；粘固时呈拉丝状；垫底时需根据医嘱，调成面团状或拉丝状。调和时长不应超过2分钟；凝固时间为4～10分钟；固化反应时间可持续24小时甚至更长，24小时后可做磨光。

【注意事项】

（1）初凝固后，用防水油脂（凡士林）涂于充填体表面。

（2）充填成型时，用乙醇棉球擦净充填器，防止粘固剂粘结到充填器上。

（3）液体随用随取，若过早滴置于玻璃板上，易挥发变稠，影响性能。

（4）防止杂物混入液体，防止粉剂受潮，密闭保存。

二、牙齿粘接系统

（一）牙釉质粘接系统

由酸蚀剂和牙釉质粘接剂组成。主要通过粘接剂进入牙釉质酸蚀脱矿形成的微孔中，获得微机械固位。

常用的酸蚀剂为15%～40%的磷酸，粘接剂多为不含或含少量填料的疏水性树脂单体，如双酚A双甲基丙烯酸缩水甘油酯（Bis-GMA）、双甲基丙烯酸尿烷酯（UDMA）、双甲基丙烯酸三甘醇酯（TEGDMA）。

（二）牙本质粘接系统

1. 酸蚀-冲洗型（全酸蚀类）粘接系统　包括酸蚀剂、预处理剂和粘接剂。预处理剂和粘接剂常合二为一。

常用的酸蚀剂为35%～37%的磷酸凝胶。预处理剂的主要成分为溶于丙酮、乙醇或水溶剂的亲水性单体和疏水性单体，常用的有甲基丙烯酸羟乙酯（HEMA）、N-苯基甘氨酸甲基丙烯酸缩水甘油酯（NPG-GMA）、二甲基苯丙烯酸联苯酯（BPDM）、TEGDMA等。粘接剂主要为不含或含少量填料的疏水性树脂单体，以及少量亲水性单体和稀释单体，例如Bis-GMA、TEGDMA、UDMA、甲基丙烯酸甲酯（MMA）、PMMA、HEMA等。

2. 自酸蚀型粘接系统　包括酸蚀处理剂和粘接剂。酸蚀处理剂和粘接剂可合二为一。

酸蚀处理剂的主要成分为酸性功能单体［如磷酸酯（MDP）和聚羧基分子-甲基丙烯酰偏苯三酸单酯

（4-MET）]、亲水性单体［如HEMA、甲基丙烯酸羟丙酯（HPMA）和BPDM等］和溶剂（水、乙醇和丙酮）。

粘接剂主要由疏水性单体（Bis-GMA和疏水性二甲基丙烯酸酯）和引发剂组成，同时含有少量酸性功能单体和亲水性单体。有的粘接剂含有少量填料。

【注意事项】

（1）使用前要仔细阅读使用说明，严格按要求操作。

（2）用前混匀，避免成分发生相分离。

（3）即取即用，用后盖紧瓶盖，防止溶剂挥发。

（4）使用磷酸酸蚀剂时，应彻底冲洗去除，冲洗时间长于酸蚀时间。

（5）使用酸蚀-冲洗型粘接系统时，要保持牙本质呈湿润状态。

（6）使用自酸蚀型粘接系统时，磷酸预酸蚀牙釉质能够提高粘接强度。

（7）使用过程中注意隔离血液和唾液污染。

（8）丁香酚类材料可影响粘接剂的聚合固化。

三、直接粘接修复材料

1. 复合树脂

【成分】 主要由有机树脂基质和无机填料组成。树脂基质主要为双甲基丙烯酸酯，如Bis-GMA、UDMA、TEGDMA等。无机填料有无定形SiO_2、玻璃粉、球形SiO_2-ZrO_2、YbF_3、预聚体等。

【性能】 目前临床使用的充填复合树脂多采用光引发固化方式。复合树脂材料抗压强度为250～350 MPa，以甲基丙烯酸酯类单体为主要成分的复合树脂固化时发生体积收缩。

【用途】 复合树脂按使用范围分为前牙用、后牙用和前后牙通用复合树脂。还有一些填料含量相对较低、具有流动性的树脂可用于微小洞形的充填、窝沟封闭以及深窝洞的洞衬。

【储存】 避光保存，使用时用清洁器械现用现取，且要避免交叉感染。

【使用要点】

（1）光固化复合树脂要配合光固化灯一起使用。为避免出现固化不全的现象，需定期检查光固化灯的光照强度；使用前要清洁光固化灯的照射头，保证其透光性。

（2）复合树脂采用分层充填，可减缓界面收缩应力，每层材料的厚度不超过 2 mm。分层充填时应注意每层已固化的树脂表面切勿被污染。整块充填树脂每层厚度可达 4 mm。

（3）光固化灯照射时尽量靠近复合树脂，减少照射距离。注意避免灯头碰触未固化的材料表面。

2. 复合体　聚酸改性的复合树脂，填料为氟铝硅酸钙玻璃粉。具有释氟性，但低于玻璃离子材料，再摄氟能力较弱。强度和抛光性低于复合树脂。

3. 光固化玻璃离子水门汀（又称树脂改性玻璃离子水门汀） 在传统玻璃离子成分中加入光引发体系和亲水性单体。通过光固化聚合和化学固化聚合。也具有释氟和再摄氟特性。

4. 其他辅助材料

（1）咬合纸：用于检查咬合关系，测定早接触点。

咬合纸厚度为 8～200 μm，常用的有 200 μm 和 40 μm。颜色有红色和蓝色。

（2）成形片

①传统金属成形片系统：由金属成形片和成形片夹组成。成形片为不锈钢薄片（一般厚度为 0.038～0.05 mm），带有两个小孔，安放时凸起部位朝向龈方。

②分段式成形片系统：由豆瓣状金属成形片和环形固定夹组成。成形片厚度约为 0.038 mm，外形设计为弧形，可更好地恢复邻面形态。环形固定夹多为金属，夹持部分有不同设计，起到固定成形片和分牙的作用。

③环形金属成形片系统：适用于多面洞充填，由长条形金属成形片和特殊成形片夹组成，例如 8 号金属成形片系统。也有成形片夹一体的预成系统。

④透明成形系统：由透明聚酯成形片和固位工具组成。主要用于前牙缺损树脂修复的邻面成形。

（3）楔子：用于邻面洞的充填，楔入牙间隙内，使成形片与龈壁紧密贴合，防止出现悬突。目前市场上有不同型号的成品供选择使用。

（4）排龈线：由纯棉制成，可与止血剂配合使用。排龈线能使牙与牙龈隔离开，在手术等牙齿修复过程中可以避免磨损牙龈。有不同型号，直径 0.89～1.6 mm。

四、椅旁 CAD/CAM 修复材料

1. 修复材料 目前使用的修复材料主要有玻璃陶瓷、高性能聚合物、陶瓷树脂复合物、高透氧化锆陶瓷等。材料型号大小可根据不同的修复体进行选择（图 7-1）。

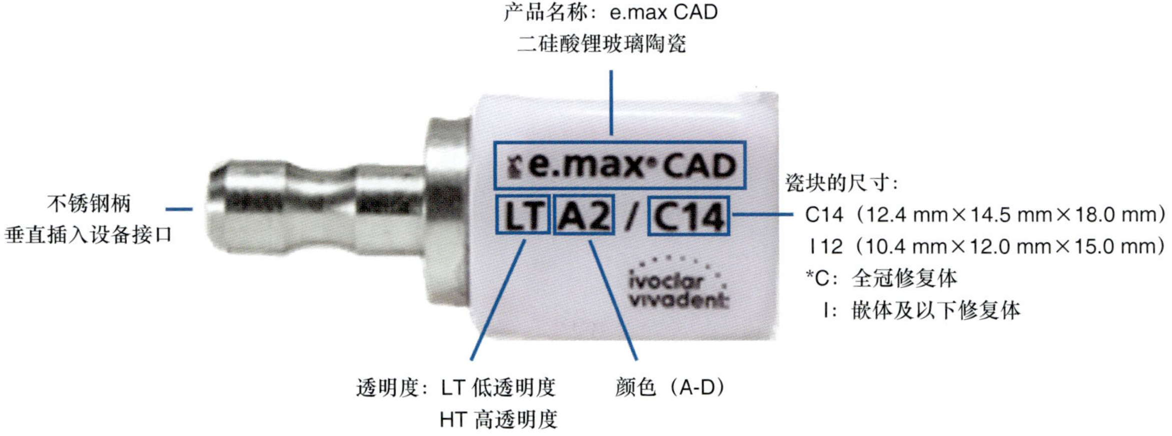

图 7-1　**CAD/CAM 瓷块**

2. 5% 氢氟酸

【**成分**】 氢氟酸、增稠剂、颜料和蒸馏水。

【**用途**】 用于对修复体与牙体组织接触面进行酸蚀，使其表面形成凹凸不平的蜂窝状结构。

【**注意事项**】

（1）不能在任何口腔窝洞内应用。

（2）不能用于酸蚀氧化物陶瓷。

（3）不能直接与皮肤、眼部接触（如不慎接触皮肤，立即用大量清水冲洗，并立即就医）。

（4）使用氢氟酸凝胶时，应穿戴耐酸保护手套、防护服和护目镜。

（5）使用后立即封闭包装。

（6）使用氢氟酸中和粉中和洒出的氢氟酸凝胶并用大量水冲洗。

（7）储存在儿童接触不到的地方。

3. 硅烷偶联剂

【**用途**】 用来处理瓷或聚合物修复体表面。

【**使用要点**】 用小毛刷蘸取少量偶联剂涂布在酸蚀后的修复体组织面，等待 60 秒，然后吹干待用。

【**注意事项**】 硅烷偶联剂易挥发，操作时现用现取，及时盖上盖子。

4. 树脂水门汀

【**成分**】 CAD/CAM 修复体粘接时多使用双重固化型树脂水门汀，由树脂基质和催化剂组成，为双糊剂型。材料中既含有氧化还原引发剂，又含有光引发剂，使用时两组分混合。材料在光照初步固化之后，内部继续进行化学固化。

【用途】 用于固定修复体的粘接固位。

【注意事项】

（1）检查修复体就位后，各面先光照 2 ～ 3 秒，方便去除多余粘接剂。不要超过推荐时间，否则多余的水门汀可能不易去除。

（2）在水门汀最终光照固化之前，表面可涂布甘油凝胶，防止形成氧阻聚层。

第三节　牙髓病治疗用制剂与材料

一、盖髓护髓剂

1. 氢氧化钙

【性能】 氢氧化钙呈白色粉末状，微溶于水，呈强碱性，可抑制细菌生长及中和酸性炎症分泌物，减少对牙髓的刺激，促进修复性牙本质形成。

【用途】 直接和间接覆盖牙髓，活髓切断术后覆盖根髓断面。

【储存】 密封、避光保存。

2. 氢氧化钙复合物盖髓剂

Dycal：为双糊剂型。

【主要成分】 糊剂 1 组成：1,3- 丁二醇二水杨酸酯、氧化锌、磷酸钙、钨酸钙、氧化铁颜料。糊剂 2 组成：氢氧化钙、N- 乙基–邻 / 对–甲苯磺胺、氧化锌、二氧化钛、硬脂酸锌、氧化铁颜料。

钙思莫：是一种光固化阻射性单组分氢氧化钙间接盖髓剂。

【主要成分】 氨基甲酸酯双甲基丙烯酸酯（UDMA）、

钡铝硅酸盐、硫酸钡、二氧化硅、三乙二醇二甲基丙烯酸酯（TEDMA）和氢氧化钙。

【用途】 可直接盖髓或间接盖髓。

【储存】 在 4 ～ 23℃条件下，产品应储存于避光、避免潮湿的环境。用后将盖立即拧紧，保持管口清洁。

3. 无机氧化物聚集体（MTA）

【主要成分】 主要由硅酸三钙、硅酸二钙、铝酸三钙、铁铝四钙、氧化三钙及氧化硅等组成，还含有 X 线阻射物三氧化二铋。

【性能】 MTA 固化时间为 3 ～ 4 小时，固化过程需潮湿环境。材料在固化过程中伴有轻微的体积膨胀，具有良好的封闭作用。与组织有良好的生物相容性，具有抑菌性。

【用途】 可用于盖髓、活髓切断，还可用于根尖诱导成形术、髓室底穿孔或根管穿孔修补、根管倒充填等。

【储存】 材料受潮易变性，应密封保存。

4. 生物活性陶瓷材料

【主要成分】 硅酸钙、氧化锆、氧化钽、磷酸二氢钙和填充剂。代表产品有 iRoot BP Plus。

【性能】 生物陶瓷材料，具有不可溶性和 X 线阻射性，是不含铝硅酸钙的复合材料，在潮湿环境中凝固，凝固过程中不收缩。凝固时间至少需要 2 小时，在干燥根管内凝固时间更长。操作时间超过 30 分钟。

【用途】 可用于盖髓、活髓切断，还可用于根尖诱导成形术、髓室底穿孔或根管穿孔修补、根管倒充填等。

【储存】 常温下保存。

【注意事项】 由于材料接触潮湿环境就开始凝固，每次使用之后要立即盖紧盖子。

二、多聚甲醛牙髓失活剂

【主要成分】 为甲醛聚合物，白色无定形粉末或松脆团块。

【性能】 在常温下能缓慢释放甲醛而发挥抗菌和凝固组织的作用。杀菌力强，穿透性好，作用持久，刺激性小。

【用途】 主要用于牙髓失活。多聚甲醛作用缓慢，封药时间为 2 周左右。

【注意事项】

（1）不得用于感染、坏死的根髓。

（2）对于局麻下切除冠髓、根髓尚存活力者，放多聚甲醛时不可加压，以免引起疼痛。有些病例因牙髓失活不全，可导致残髓炎。

（3）有过敏史患者慎用。

（4）多聚甲醛渗漏会导致牙周组织的坏死，可能引起根尖周炎症或组织坏死；若应用在乳牙列，有可能损害继承恒牙胚。

三、根管封药

1. 氢氧化钙

【性能】 可抑制细菌生长及中和酸性炎症分泌物，减少对牙髓的刺激，促进修复性牙本质形成。

【用途】 根管内封药。

【储存】 密封、避光保存。

2. Vitapex 糊剂

【主要成分】 碘仿、氢氧化钙、聚硅氧烷油。

【性能】 有持续杀菌消毒作用，减少分泌物，控制根管内感染，可吸收。

【用途】 用于根尖诱导成形患牙的根管内封药，根管内渗出和叩痛持久的患牙根管内封药，或乳牙根管充填。

四、根管冲洗剂

1. 次氯酸钠

【性能】 次氯酸钠与水反应生成次氯酸，具有强烈的杀菌能力；反应后新生成的氢氧化钠对有机组织有强溶解性，可溶解和清除根管内残髓组织。临床上使用浓度为 0.5% ～ 5.25%，浓度越高，作用越强，但细胞毒性也越强。

【注意事项】

（1）具有强氧化性，不宜与碘化物配伍使用。

（2）使用这类强有机质溶解剂，对于根尖孔大或根尖孔已被扩大的根管应特别谨慎。根管冲洗时不可加压，针头不可堵住根管，以免溶液超出根尖孔，损伤根尖周围组织。

（3）对黏膜组织有刺激，应安装橡皮障后操作。

【储存】应新鲜配制，密封、避光、阴凉处保存。

2. 2% 氯亚明

【性能】 有机含氯化合物，有较强的消炎、杀菌能力，对健康组织无刺激性。能溶解坏死组织和有机物，并能逐渐分解而缓慢放出新生氯，消毒作用缓慢而持久。

【储存】 密封、避光、阴凉处保存。

3. 0.2% ～ 2% 氯己定（又称洗必泰）

【性能】 氯己定具有广谱抗菌的特性。无刺激性气味，对根尖周组织的刺激性小，组织相容性好。

【储存】 避光常温保存。

【注意事项】

（1）氯己定冲洗剂可以与其他冲洗剂联合使用，效果更好。

（2）与次氯酸钠接触会形成有细胞毒性和致癌性的氯苯胺。两者不能直接混合使用，应间隔用蒸馏水或乙醇冲洗，避免两液接触。

（3）氯己定凝胶也可作为根管消毒剂。

4. 乙二胺四乙酸钠（EDTA）

【性能】 去除牙本质玷污层。EDTA 具有抗微生物作用，能与金属离子螯合，切断细菌的营养而抑制其生长。

【用途】 17%EDTA 冲洗剂配合次氯酸钠冲洗根管，可促进次氯酸钠的杀菌效果。含过氧化脲的 EDTA 凝胶可作为根管机械预备时的清洁剂和润滑剂。

【储存】 避光常温保存。

四、根管充填材料——根管封闭剂

1. 氧化锌丁香油封闭剂

【主要成分】 由氧化锌粉与丁香油调和而成的糊剂，数小时后硬固。

【性能】氧化锌成分具有收敛、抑菌作用；凝固过程中体积收缩小（0.14%），水溶解性较大，封闭性能略低于其他封闭剂；对根尖周组织有轻度的致炎性，可能产生炎症，导致疼痛、愈合迟缓等。

2. 树脂类根管封闭剂 代表产品有 AH plus。

【**主要成分**】以环氧树脂为基质，双组分混合后开始发生固化。

【**性能**】固化时间 8 ～ 10 小时（37℃），操作时间充分，固化后水溶解性低，长期稳定性好。聚合收缩小（1.46% ～ 1.74%），根管封闭性能较好。有一定细胞毒性，对根尖周组织的刺激性轻微，属于临床可接受范围。如果用过氧化氢溶液冲洗根管，残留的过氧化氢可与环氧树脂反应，形成微小气泡，影响封闭效果。

3. 氢氧化钙基根管封闭剂 代表产品有 Sealapex、Apexit 和 CRCS 等。

【**性能**】凝固时间 2 ～ 8 小时，接触水分后凝固速度加快。缺乏化学粘接性，水溶解性较大，影响材料封闭性。呈碱性，对常见的根管厌氧菌和需氧菌有一定的抗菌作用。有轻度的细胞毒性，可能刺激根尖周组织发生慢性炎症反应。

【**注意事项**】主要成分为氢氧化钙。如果长时间暴露于组织液，由于氢氧化钙的释放，可使材料溶解。

4. 玻璃离子类根管封闭剂

【**性能**】玻璃离子类封闭剂中的玻璃离子水门汀与牙本质有良好的粘接性。在固化时有细胞毒性，炎症反应随时间延长逐渐减弱。

【注意事项】 使用这类材料治疗失败后再治疗时不易被取出。

5. 硅树脂根管封闭剂　代表产品有 Roekoseal 和 Guttaflow 2。

【主要成分】 聚二甲基硅氧烷。

【性能】 聚合时体积膨胀，具有不溶性，不被吸收，良好的封闭性。对根尖周组织刺激小。

6. 生物陶瓷封闭剂　代表产品有 iRoot SP。

【主要成分】 由硅酸钙、氧化锆、氧化钽、磷酸二氢钙、氢氧化钙、增固剂、填料等组成，是一种预混合的生物陶瓷封闭剂。硬固不收缩，具有良好的生物相容性、封闭性和抗菌性。

【性能】 固化时间 4 小时，无固化收缩。具有杀菌和抑菌功效。凝固前可能会造成刺激反应，凝固后生物相容性好，具有生物活性。可以和牙根管内表面形成物理和化学结合力；

【储存】 室温保存于干燥处，避免与潮湿物体接触发生凝固。

五、根管充填材料——牙胶

【主要成分】 20% 天然牙胶、59% ～ 75% 氧化锌，另外还含有蜡、树脂和金属盐等。

【性能】 无毒、无味、无刺激性。微具弹性。溶于氯仿、乙醚等药物。遇热变软（30℃以上），冷却变硬。易于充填和取出。

【常用类型】

（1）标准牙胶尖：锥度和颜色的标记与 ISO 标准

器械一致，尖端直径 15 ～ 140 号，尖端直径的误差在 0.04 mm 范围之内。推荐使用牙胶尖直径测量尺修整牙胶尖的尖端直径。

（2）非标准牙胶尖：锥度和尖端直径与配套镍钛锉一致，多为变锥度。

六、根管充填牙胶溶解剂

代表试剂是三氯甲烷（哥罗仿、氯仿）。

【性能】 为无色挥发性液体，有特殊气味，微溶于水，有一定的毒性。对黏膜有刺激性。可软化和溶解根充牙胶。

【储存】 密闭于棕色瓶中，阴凉处保存。

【注意事项】 使用三氯甲烷时，防止药物流入患者口腔中，避免刺激口腔黏膜。

七、牙髓外科用制剂与材料

1. 倒充填材料

（1）无机氧化物聚集体（MTA）：见“盖髓护髓剂”。

（2）生物活性陶瓷材料（如 iRoot BP Plus）：见“盖髓护髓剂”。

2. 染色剂 亚甲基蓝染色剂：用于截根后对根尖截面的检查。用小毛刷涂布在牙根截面可清晰显示出牙周膜和牙髓组织。

3. 止血剂

（1）局部收缩血管的药：如肾上腺素。也有含肾上腺素棉球的成品。

（2）硫酸亚铁：可用于骨腔止血。具有细胞毒性，可能造成组织坏死，使用时不能与软组织瓣接触。

（3）可吸收明胶海绵：用于创面毛细血管渗血的止血。

4. 骨组织植入材料　植入材料主要通过骨引导作用、骨诱导作用和骨生成作用促进骨修复。代表产品有海奥、Bio-Oss 骨粉。

【主要成分】 羟基磷灰石和胶原蛋白，多由异种骨处理后获得。

【使用要点】

（1）使用骨修复材料时必须遵守无菌操作的原则。

（2）暴露缺损处后，完全去除肉芽组织及炎性组织。

（3）植入前将骨修复材料颗粒或者多孔骨块与患者血液或生理盐水溶液混合。使用无菌器械（刮勺、刮匙或注射器）将骨修复材料颗粒置入缺损处，或者使用无菌镊子、剪子或其他器械将骨修复材料多孔骨块修剪成理想大小并置入缺损处。

（4）可用无菌刮勺或其他合适的器械直接在手术部位上塑形。

（5）封闭伤口时，软组织应当尽量将植入的骨修复材料完全覆盖并缝合固定。

（6）通常推荐使用引导组织再生膜覆盖骨修复材料。

【注意事项】

（1）经辐射灭菌，为无菌制品，包装内产品无菌，应严格无菌操作。

（2）一次性使用，不得二次灭菌使用。若无菌包装破损，禁止使用。超过有效期的产品不得使用。

5. 引导组织再生膜　多为异种脱细胞真皮基质，

主要成分为胶原蛋白，可在体内降解，无免疫排斥反应。为白色或略带黄色、无刺激性气味的片状膜。

【使用要点】

（1）修剪膜片，使其与患者骨缺损区形状接近。

（2）用患者血液或生理盐水浸润。

（3）将膜覆盖于骨修复材料上方，其“UP”面朝向牙龈组织，置于骨修复材料与黏骨膜瓣之间，边缘应超出骨缺损区至少 3 mm。借助血液和组织液的湿润使膜贴附，必要时可用生理盐水涂抹使其贴附，膜较大时可用双层膜交叉覆盖法或钛钉进行固定。

（4）在无张力状态下严密缝合黏骨膜瓣，避免牙龈裂开造成膜暴露而加速吸收；创口较大时可旋转或移植黏膜瓣关闭创口。

【注意事项】

（1）本品为无菌制品，应严格无菌操作。

（2）一次性使用，不得二次消毒使用。若包装破损，禁止使用。包装打开后不得暴露在其他的化学物质中，只能存放在无菌生理盐水中。

（3）使用时应严格按说明书规定充分水化、浸泡。

（4）在软组织基底创面使用时，膜片应比创面略大。注意“UP”面方向，以利于愈合。

（5）创面止血须彻底。

第八章

常用设备

第一节 口腔科综合治疗椅系统

【基本原理】 口腔科综合治疗椅使用电动液压传动，分为坐、卧式，它的升、降、仰、倾和自动复位均由电动开关控制。使用时应调节各种角度以适应不同治疗的需要。

【基本用途】 用于口腔手术及口腔疾病的检查和治疗。

【日常使用和维护保养】

（1）每周对治疗椅表面的所有部位彻底清洁一次；每位患者治疗结束后用清洁消毒纸巾擦拭诊椅被污染及可疑污染的表面。

（2）每日门诊结束后将治疗椅调整到静息位，照明灯放置于指定位置，医师、护士座椅放置于治疗椅背的两侧，整理台面，盖好台布，关闭治疗椅开关，切断电源。

（3）每次诊疗结束后清洁痰盂表面的污渍和血渍。每日门诊结束后清洗痰盂芯及过滤网，使用含氯消毒液浸泡消毒。

（4）水压和气压设置在规定的范围内，不得随意调节，以免造成过滤器和管路的爆裂。

（5）每次治疗结束后，将强、弱吸引器各吸入一杯清水以冲洗管壁，避免污物堆积而减弱吸引器的强度。另外，治疗过程中如果吸引高浓度、刺激性的冲洗液，应立即吸引适量的清水，以稀释药液在管道中的浓度，延长吸引器的使用寿命。

【注意事项】

（1）嘱患者取下可能会妨碍治疗的发卡和其他装饰物。

（2）对于无防回吸功能的高速涡轮手机，治疗结束后手机应带针空踩 30 秒，防止回吸造成治疗椅管路的污染。

（3）患者坐上和离开治疗椅前，将照明灯、综合治疗台、助手操作台移至安全的位置。防止椅位机械升降过程中破坏以上部件，并防止尾管绊倒患者。

第二节　牙髓活力电测仪

【基本原理】 牙髓活力电测仪的工作原理是通过电极将弱直流电引入人体，电流通过牙髓时刺激牙髓的神经感受器。当电流增加到一定强度时，牙髓神经感受器开始兴奋并产生冲动，通过传入神经传至大脑，引起患者轻微的酸、麻、胀痛等感觉。

【基本用途】 判断牙髓是否有活力（不能判断牙髓是否处于炎症状态）。

【日常使用和维护保养】

（1）牙髓活力电测仪要精心保管，注意保护电极。

（2）金属柄和电极使用后应做到“一人一用一消毒”。

（3）金属电极应采用物理灭菌方法，禁止使用含氯消毒剂浸泡或擦拭，以免腐蚀电极，影响测量的准确性。

【注意事项】

（1）操作前询问患者的全身状态，装有心脏起搏器的患者禁用。

（2）如发现数字中途停顿，首先应检查各部件连接情况，其次重新取用导电介质，最后应考虑更换电池。

（3）电流增加速度不宜过快，一般为 4 ～ 5 档即可。

第三节　龋齿探测仪

【基本原理】 由光导纤维传导的近红外光照射到牙体表面后，投射到牙体内部，存在脱矿现象的牙体组织显示为深色，健康的牙体呈现出半透明。

【基本用途】 主要用于咬合面龋、邻面龋、光滑面龋、继发龋等龋齿检测，亦可用于检测牙齿裂纹。

【日常使用和维护保养】

（1）探测头可进行高温高压灭菌，再次使用前请注意干燥。

（2）摄像头可使用清洁消毒纸巾擦拭。

【注意事项】

（1）检查时牙面要保持干燥，避免唾液干扰影像。

（2）探测头有不同型号，选择时需注意。

第四节　光固化机

【基本原理】 通过光导棒，将光源（卤素灯或LED）产生的一定波长可见光输送到口腔内，使光固化树脂固化。

【基本用途】 固化光固化树脂材料。

【日常使用和维护保养】

（1）应定期检查光固化机线路连接。

（2）定期监测光照强度，使其至少在300 mW以上，保证复合树脂材料固化效果。

（3）光固化机的材质为易碎品，使用后应妥善归位，防止摔落和碰撞。

【注意事项】

（1）仔细确认复合树脂的光引发系统，选择合适的光固化机。

（2）保持光导棒头部照射面清洁、干燥，以免影响固化效果。

（3）使用塑料罩做光导棒的隔离防护时，注意塑料罩的两角避开光导棒头部的照射面，避免雕塑好的树脂外形被破坏。

第五节 椅旁计算机辅助设计/辅助制作（CAD/CAM）系统

【基本原理】 椅旁 CAD/CAM 系统由数据采集（数字化印模）、计算机辅助设计（CAD）、计算机辅助制作（CAM）3 个子系统组成，基本工作原理是将临床牙体缺损修复工序简化为获取数字模型、计算机设计修复体和数控加工 3 个主要程序。

【基本用途】 设计制作嵌体、高嵌体、全冠和贴面等间接修复体。

【日常使用和维护保养】

1. 扫描仪主机

（1）应遵循开关机顺序，利于保护电源电路。

①开机：电源插头插入电源（220 V）→打开主机电源开关→打开显示器→电脑开机。

②关机：电脑关机→关闭显示器→关闭主机电源开关→拔掉电源。

（2）设备使用后用清洁消毒纸巾擦拭表面。

（3）光模摄像头使用邻苯二甲醛浸泡消毒或使用可以高温高压灭菌的隔离套。

（4）移动主机时注意保护屏幕，避免颠簸和碰撞。

2. 数控研磨机

（1）应双手操作打开研磨机舱门。

（2）研磨结束后，将研磨机舱内部水珠擦拭干净。擦拭过程中注意不要损伤车针，待彻底晾干后再关上舱门。然后将整个研磨机外壳罩上防尘布。

（3）根据计算机提示及时更换冷却水。当环境温度超过25℃时，每2～3天换水以防出现异味。

（4）每月进行一次研磨机水路保养。在水箱内加入50℃的热水，自动保养的同时观察车针旁喷水孔出水是否通畅，保证有足够的水量喷注到车针上。如出现异常，及时通畅喷水孔。

（5）清洗水箱和过滤芯时可用软毛刷在流动水下轻轻刷洗，不可使用任何清洁剂。

（6）当车针磨耗至一定程度后，设备会出现更换车针的提示，按提示使用专用工具更换车针，或在研磨20～25个修复体后主动更换车针。

（7）研磨完成后，瓷块和车针应保留在瓷块夹持孔和车针夹持孔内，以防止有异物进入。

【注意事项】

1. 扫描仪主机

（1）主机需提前20分钟开机预热，避免口内扫描时摄像头镜面有雾气产生。

（2）主机在突然断电时仍能借助备用电池最多供电10分钟，同时会发出“哔、哔”的警报声，此时应尽快保存数据资料。

（3）口内扫描仪使用完毕后或中途暂停使用时应将其放回原处，确保稳固归位。

（4）初次使用或长时间未使用口内扫描仪时，计算机会出现需要校准的信息，校准后方可继续使用。

2. 数控研磨机

（1）研磨机在工作时请勿打开工作舱保护盖。

（2）主机与研磨机之间通过无线方式连接，开始研磨前需确保连接畅通。研磨机的工作受计算机主机的控制，研磨机工作时不要关闭计算机主机。

（3）研磨结束后，需等待 10 分钟，待气泵结束工作才能关闭电源。

第六节　牙科手术显微镜

【基本原理】 由卤素灯或 LED 灯发出的冷光源通过光纤到达物镜和被摄物体，而观察的物体经物镜通过分光镜送到目镜和助手镜或摄像系统，通过调节焦距和放大倍数看清观察物体、锁定镜头，即可进行检查和治疗。

【基本用途】 应用于牙髓治疗各个环节，将视野区放大，减少治疗的不确定性，提高临床效率和疗效。

【日常使用和维护保养】

（1）显微镜的悬臂关节旋钮可能在推拉使用中松动，应该在使用前和使用后固定。

（2）显微镜在移动的过程中应用手扶住物镜边的把手，避免碰撞。

（3）显微镜使用后，及时用目镜罩保护镜面，避免刮擦，然后再遮盖防尘罩。

（4）在打开或关闭显微镜照明系统前，应将光强调至最暗，避免损坏灯泡。

【注意事项】

（1）放大倍率越高，焦点深度就越浅，应根据临床实际需要选择合适的放大倍数。

（2）显微镜下应配套使用前面口镜，即镀银镜面位于玻璃镜的前面，可避免观察时的重影。

（3）显微镜物镜和目镜镜面的清洁应使用专用的镜头纸加 95% 乙醇擦拭。

第七节　减速控扭矩马达

【基本原理】 普通直流电机（电马达-手柄部分）一般额定最高转速可达到 4 万转 / 分。通过调节供电电压，可实现一定范围内的调速。如果要获得更低的手机转速，可通过齿轮减速实现。马达（电机）转速确定时，手机转速越低，输出的扭矩（扭力）越大。

【基本用途】 驱动机用镍钛器械完成根管预备。

【日常使用和维护保养】

（1）每半年对马达的内置系统进行一次校验，以确保机器的正常使用。如果发现问题，及时联系工程师。

（2）给马达手机清洗注油的过程中，如有污物从手机头部流出，应重复注油，直到无污油流出为止。

（3）手机插件与设备间的连接线及电源线都应捋顺于自然状态，切勿缠绕旋扭影响线路，造成设备无法正常工作。

（4）脚踏控制的马达在使用时应用脚掌轻轻踩住踏板的主体，切勿踩于一角或过于用力。

【注意事项】

（1）使用前根据不同种类镍钛锉的使用说明调节相应的扭矩、转速和转速比。

（2）使用手动反转键旋转出卡在根管狭窄部位的镍钛锉后，应及时恢复旋转方向。

（3）充电式马达电量不足时，应及时充电。切勿在电量不足时强行使用，致使锉针卡停在根管内。

第八节　热牙胶垂直加压根管充填系统

【基本原理】 全称为热熔牙胶充填系统，包括可以加热、加压的加热装置和牙胶回填装置两部分，可以是分体式或者二合一结构。回填装置可以使用牙胶微粒或预成的牙胶胶囊。

【基本用途】 用于根管充填。部分设备还配备特殊探头，可以利用热牙胶携热器的电加热功能，将仪器调节至一定温度，将探头放于湿润的牙面测试牙髓活力。

【日常使用和维护保养】

（1）更换携热器和充填机的针头时，均应先关闭设备，待针头冷却后再更换。

（2）不要使用化学制剂灭菌和保养针头，否则会腐蚀针头。

（3）更换牙胶微粒和牙胶胶囊时，应先挤出剩余牙胶，将充填机关机 5 秒，然后再充分清理管腔内部和活塞上的残留牙胶。

（4）用除尘毛刷清洁管腔内部时，不得使用任何清洁剂和化学制剂。

（5）暂时不用的针头应储存于密闭环境中，避免外表镀银的针头长时间暴露于空气中导致生锈。

【注意事项】

（1）设备尽量在安放橡皮障后使用，避免烫伤患者的黏膜。

（2）携热器针头具有快速升温和冷却的特点，操作时要小心烫伤。

（3）换新的针头时，应加热至设定温度后，再调整弯度。

（4）启动充填机之前，一定要先放入牙胶颗粒。

（5）牙胶尚未完全达到设定的热熔温度前，不要扣动扳机，否则会损坏活塞槽，造成牙胶从针头漏出。

（6）牙胶颗粒每次加入一粒，切不可多颗同时加入。

第九节　根尖定位仪

【基本原理】 根尖定位仪又称为根管工作长度测量仪。不论患者年龄和牙齿类型如何，口腔黏膜与牙周膜之间的电阻值恒定，约为 6.5 kΩ（根管内插入器械到达根尖孔时）。

【基本用途】 根管治疗中测定根管工作长度。

【日常使用和维护保养】

（1）唇挂钩和夹持器应做到“一人一用一灭菌”。

（2）收纳设备时，连接线勿缠绕过紧，以防内部金属丝受损影响设备的精准性。

【注意事项】

（1）带有心脏起搏器的患者在用电子仪器测量时可能会受到电子干扰。

（2）在有侧支根管、根管穿孔、根折或窦道的情况下，根尖定位仪可能会出现假阳性，显示到达根尖。

（3）测量时锉针不要接触金属充填体或冲洗用的化学溶剂，以免引起短路。

（4）保持唇挂钩和夹持器的清洁干燥，以免影响设备的精准性。

（5）测量过程中应该保持根管湿润。

第十节 超声根管治疗仪

【基本原理】 超声波是一种超高频机械能，利用这种机械能可进行根管扩大和根管冲洗。

【基本用途】 根管扩大和根管冲洗、去除钙化物等。

【日常使用和维护保养】

（1）根据超声锉的种类不同以及用途不同来调节功率的大小。一般 1 ～ 5 档为低功率，用于龈上洁治；6 ～ 10 档为中功率，用于根管荡洗；11 ～ 15 档为高功率，用于去除根管钙化物；16 ～ 20 档为超高功率，用于松动去除全冠。

（2）每次使用后应及时关闭电源，每日诊疗结束后应关闭水开关。

【注意事项】

（1）安装锉针时，要用手握住柄部逆时针安装，不可扳动锉针尖端，然后用钥匙拧紧。

（2）使用 ET25、ET40 等扩大根管时应把超声水量调小，避免水流从超声工作尖的侧方流走。

（3）拆卸时必须用钥匙拧柄部，不可直接用手旋转，以防超声锉弯曲和折断。

（4）使用时如果功率大小不变但效率降低，应先确认功率调节无误，再用钥匙检查超声头是否安装牢固。

第十一节　冷光漂白仪

【基本原理】 冷光漂白仪发射波长 480 ～ 520 nm 的高强度蓝光，照射在涂敷漂白剂的牙齿表面上，使漂白剂与牙齿表面及深层附着的色素快速产生氧化还原反应，从而达到漂白的效果。

【基本用途】 用于诊室内牙齿漂白。

【日常使用和维护保养】

（1）每次治疗结束后，使用消毒纸巾擦拭清洁灯头和发光口。

（2）卤素灯泡不得随意更换，应选择与机器型号相匹配的灯泡型号。

【注意事项】

（1）治疗结束后，机器仍处于继续散热的状态，此时屏幕上的风扇标志仍然可见，需等待风扇标志消失，即散热结束后再关闭漂白仪电源，罩上防尘罩。

（2）搬运机器的时候，应确保臂杆保持收回状态。若在臂杆展开的状态下搬运，水平倾斜角度不得超过 5°，否则可能会造成臂杆滑落受损。

（3）在开机时，如果机器发出报警声，应首先检查机器是否在许可温度的范围内工作；当发现操作面板屏幕上的风扇标志闪烁时，立即关闭机器，待 30 分钟后再次开启机器。

第九章

常用器械

第一节　口腔检查器械

一、口镜

【结构】 口镜由柄和口镜头组成。常用的有普通口镜和前面口镜。普通口镜的镀层位于玻璃镜的背面。前面口镜的镀层位于玻璃的前面，适用于显微镜下使用，可避免观察时的重影；但也因为镀层在前面，使用时易划伤，出现划痕。

【用途】 反射并聚光于被检查部位，显示被检查部位的影像；牵拉或隔离口腔软组织，扩大视野；金属口镜柄末端可用于叩诊。

【保养】

（1）超声清洗时应与其他器械分开放置，避免划伤镜面。

（2）若次氯酸钠等刺激性药液溅到镜面上，应及时清水冲洗，避免腐蚀镜面，形成斑点。

（3）镜面镀层为铑或银的可以高温高压灭菌，镀层为铝的则不能。

二、探针

【结构】 口腔科用探针由手柄与两个工作端组成，一端为大弯，另一端为双弯。

【用途】 用于探查牙体缺损的范围、深度及硬度，探查牙体组织的感觉，发现敏感点及穿髓孔，探查窦道的方向、根分叉病变及充填体悬突等。

【保养】 保持其特定的弯曲度及尖端的锐利，切忌加热烧灼，以免探针尖变钝。

三、镊子

【结构】 由柄和两个双弯头镊瓣构成。双弯头镊瓣是为了适应口腔和牙齿的位置而设计的，镊子的喙端细长尖锐。牙髓锁镊与普通镊子相比喙较长，且喙上有沟槽，有锁扣，便于四手操作时夹持传递牙胶尖和纸捻。

【用途】 用于夹持各种物品或夹持牙冠以测定牙齿的松动度。

【保养】 保持镊子的尖锐及密合，喙尖不能烧灼。

四、牙周探针

【结构】 由柄和测量端构成。尖端为钝头，顶端直径为 0.5 mm。探针上有毫米刻度。常规为金属材质，另有塑料材质的牙周探针。

【用途】 用于探诊测定牙齿龈缘至牙周袋底或龈沟底的深度，也可作为量尺测量器械、牙预备体、修复体等。

【保养】保持探针测量端正直，刻度清晰。

第二节　钻磨器械（钻针类）

【结构】钻针一般由柄、颈和工作端组成。柄部直径和长度的国际标准（ISO）见表 9-1。工作端的外形有球形、倒锥形、平头圆柱形等。工作端按材质不同分为钢钻针、金刚砂钻针、石尖等，其中钢钻针又分为普通钢钻针、钨钢钻针、高碳钢钻针等。目前，临床常用的是钨钢钻针和金刚砂钻针。

表 9-1　钻针柄部直径和长度的国际标准（ISO）

	直径（mm）	长度（mm）
摩擦夹持式钻柄部	1.588 ～ 1.603	16、19
弯机头栓式钻柄部	2.35	16、22、34

【用途】

1. 钢钻针（钢钻）

（1）涡轮裂钻：工作端有圆柱形和圆锥形两类，每类又可分为平切和横切、直刃和旋刃等不同型号。一般切割刃长 4 ～ 5 mm，常用于钻透和切割牙体组织、开髓、开扩洞形、修整洞壁等。

（2）圆钻：又称球钻，工作端为球形，分圆球单刃和双刃钻针，多用于钻透牙体组织，打开洞孔，揭髓室顶，去除腐质；小圆钻也可用来修整线角。

2. 金刚砂钻针　工作端用人造金刚砂石制成。金刚砂颗粒有不同的粒度，厂家通常用柄部的颜色环来标识头部不同粗细的颗粒，分为粗（125 ～ 150 μm，黑色或绿色）、中（105 ～ 125 μm，蓝色）、细（45 ～ 88 μm，红色）和超细（20 ～ 30 μm，黄色）颗粒等。颗粒更细的钻针金刚砂粒度为 15 μm（精修钻，白色）。

（1）预备与修形钻针：常用的有尖锥形、球形、火焰形、柱形等。可用于备洞、间接修复的牙体预备，以及树脂充填体的磨光、修整。

（2）开髓钻针：为锥形金刚砂钻针，顶端为球形，可以完成揭顶和髓腔壁的预备。

（3）安全钻针：刃部覆盖金刚砂，顶端光滑，为圆钝球形，没有切削作用，而不会破坏髓室底，防止髓腔壁穿孔。可以用来揭髓室顶和修整开髓洞形。

3. 树脂抛光器械 用于充填体外形的精修和表面抛光。

（1）抛光钻针：工作端由弹性物质如橡胶制成，外部有氧化铝或金刚砂等研磨料涂层，有轮状、杯状、火焰状等。颗粒有粗细之分，以不同的颜色加以区分。

（2）抛光碟：由轴柄和颗粒粗细不同的碟片组成。粗颗粒型可作为修形工具，细颗粒型用于抛光。使用时遵循由粗到细的顺序。

【保养】

（1）钻针使用时应保证刃的锐利和刃槽的清洁，刃缘变钝后则不能使用。

（2）消毒钻针用的消毒剂要求具备防锈功能。

第三节　手持充填修复器械

【结构】 手持器械由工作端、颈部和柄部组成。

工作端为器械的功能部分，分有刃和无刃；颈部是连接工作端和柄部的部分，较细小，有不同的长度和角度变化，以适应不同部位的使用；柄部为器械的握持部分，断面常呈六边形，柄上有刻纹，以便握持。材质通常为不锈钢，近年来也有镍钛合金制成的手持器械，用于树脂修复。

【用途】 根据用途不同，手持器械可以分为切削器械和非切削器械。切削器械包括各种挖器和凿。

（1）挖器：工作端呈勺形或锄形等，主要用于去除腐质、修整点线角和挖除根尖窦道内的肉芽组织。

（2）水门汀充填器：一端为平滑面充填器，另一端为扁平状钝刀形充填器。用于放置及充填各种膏状及树脂类的非流动性充填材料。

（3）雕刻器：工作端呈不同的外形，用于树脂或其他牙色材料固化前雕刻外形。

（4）树脂成形器：两端的工作端为高度光滑的扁平状刻刀形，工作面与颈部和柄可在同一平面，也可垂直呈锄形，用于直接粘接修复时取用和堆塑树脂。工作端扁而窄，利于器械进入狭窄区域操作，并可进行精细堆塑。材质有金属和聚酯类两种。金属类工作端外表面可有钛涂层，便于树脂放置和成形。

（5）光滑器：工作端有多种形态，表面光滑，常用圆形或梨形。用于充填表面树脂的填压、修整。可光滑表面，同时使充填体边缘与洞壁密合。小的光滑器还可以调整金属成形片的外形和凸度。

（6）远中充填器：工作端为扁平形，与颈部垂直，用于远中面和根面缺损的充填。

【保养】

（1）清洗时，不得用锐器刮划工作端。

（2）对于挖器，应注意保持匙缘的锐利和匙内的清洁。匙缘变钝时可用油石打磨，小石尖由匙内缘向外缘打磨。

第四节　牙邻面成形系统

成形片是用金属或其他材料制成的薄片，用以形成临时洞壁，以利于填压充填材料，恢复牙齿外形，并防止出现悬突。邻殆面洞的充填修复需使用成形片。

一、分段式成形系统

分段式成形系统由豆瓣状金属成形片和环形金属固定夹组成。成形片厚度较小（如 0.038 mm），外形设计为弧形，可更好地恢复邻面形态。金属固定夹的弹性可以起到很好的分牙作用，更好地恢复邻面接触关系。

二、普通金属成形片系统

普通金属成形片系统由金属成形片和成形片夹组成。成形片为不锈钢薄片，带有两个小孔，厚度一般不超过 0.05 mm，主要用于玻璃离子材料的临时充填或无法安放分段式成形系统时的树脂充填。安放时凸起部位朝向龈方，用成形片夹夹于小孔内固定。

三、环形金属成形系统

环形金属成形系统常用的有 8 号金属成形系统，

由 8 号成形片夹和长条形金属成形片组成，适用于多面洞充填。

四、透明成形系统

透明成形系统由透明聚酯成形片和固位工具组成。主要用于前牙缺损树脂修复的邻面成形。厚度为 0.05 mm。

五、楔子

楔子有木制和塑料制品，呈三棱柱形、锥柱形、V 形、波浪形等，与后牙邻间隙形态相适应。配合成形片使用，使成形片与牙面贴合，有助于充填物在龈阶处的密合和成形，防止产生悬突和间隙。

六、抛光砂条

抛光砂条分金属砂条和塑料砂条两种，用来磨光牙齿邻面的充填体。

第五节　髓腔预备和工作长度测量器械

一、根管探查器械及拔髓器械

1. 根管探针（DG16 探针）

【结构】 根管探针由两个弯曲角度不同的直工作端组成。工作端细而尖锐，质地坚硬。

【用途】 用于确定根管口，探查根管。

【保养】 保持尖端的锐利，避免弯折。

2. 拔髓针

【结构】 拔髓针工作端表面有许多尖锐、细小的倒刺，长度 52 mm，锥度为 0.007/0.010，其型号按工作端直径由细到粗分为 000、00、0 三种。其中，“000”用于磨牙，“00”用于前磨牙，“0”用于前牙。

【用途】 去除牙髓组织或取出棉捻。

二、根管工作长度测量器械

根管工作长度测量器械包括普通不锈钢测量尺和根管治疗专用测量尺。

【结构】 普通不锈钢测量尺长度为 35 ～ 40 mm，每个刻度间隔 1 mm，精确度大约为 0.5 mm。根管治疗专用测量尺除有长度测量刻度外，还设计有 ISO 标准的孔径，用以比照根管预备器械的尖端直径和测量主牙胶尖的尖端直径。

【用途】 普通不锈钢测量尺用于测量根管锉、牙胶尖等的工作长度。根管治疗专用测量尺用于测量或准备特定尖端直径的主牙胶尖。

【保养】

（1）钢尺表面避免接触次氯酸钠等腐蚀性液体。

（2）使用根管治疗专用测量尺手工截取所需直径的牙胶尖时，刀尖不能紧贴测量尺表面，避免测量尺孔径磨损性内陷，影响准确性。

三、超声工作尖

【结构】 由柄、颈和工作端组成，柄部与超声设备手柄相连接。超声工作尖分为弯尖型和直尖型，主要为镍钛和不锈钢材质。根据不同用途，超声工作尖的长度及工作端的结构不同。

【用途】

（1）直尖型工作尖：除荡洗根管用的超声根管锉外，目前还有 ET18D、ETBD、ET20、ET25 等广泛应用于临床，用于去除髓腔及根管阻塞物（表 9-2）。

（2）弯尖型工作尖：用于根尖手术的倒预备，根据使用目的（考虑前后牙及唇颊、舌腭面），设计有不同的型号和角度。

表 9-2　直尖型超声工作尖型号及用途

名称	长度	结构特点	用途
超声冲洗工作尖	25 mm、31 mm	工作端为 10 ～ 20 号 K 锉（常用）、R 锉，尖端圆钝	根管清洗
ET18D	18 mm	工作端前 2/3 表面镀金刚砂	快速去除髓腔内钙化物、充填物等
ETBD	20 mm	工作端的顶部为表面镀金刚砂的球形	寻找钙化根管口
ET20	20 mm	锥度大，硬度高	用于根管上 1/3 处折断器械、根管充填物的取出及钙化物的去除
ET25	25 mm	锥度小，较纤细，镍钛合金材质，柔韧、可预弯	用于取出根管下 1/3 处的异物及折断器械

【注意事项】

（1）使用 ET25 等疏通根管时应把超声水量调小，

避免水流从超声工作尖的侧方流走。

（2）ET25 直径较小，且工作部位通常接近根管中下段，容易发生折断，使用后应仔细检查工作端的状态并记录使用根管的数目。

（3）清洗工作端表面镀金刚砂的超声工作尖时不应使用钢丝刷，应使用超声清洗机进行清洗。

第六节　根管预备器械

一、手用根管预备器械

1. K 型根管锉

【结构】 由手柄、颈部和工作端三部分组成。K 型根管锉工作刃端的断面多为四方形，工作刃端螺纹紧密，每毫米有 1.5 ～ 2.25 个螺纹，螺旋刃与锉长轴的角度相对较大（25° ～ 40°），有利于提拉切割根管侧壁。

【用途】 K 型根管锉主要用于去除根管壁上的牙本质和钙化物，使管壁光滑。

【注意事项】

（1）使用前后应仔细检查根管锉的螺纹，如有松解、变密或折断，都应弃用。

（2）器械工作端严禁弯成死角。

（3）使用 K 型根管锉时，逆时针旋转比顺时针旋转更易折断，所需要的力量仅为顺时针旋转时的一半。因此，K 型根管锉在逆时针旋转时要格外小心。

2. C 型根管锉

【结构】 刃部尖端锥度增大，或经过特殊处理，增加了器械尖端的刚度，而刃部中上段保持柔韧性。

【用途】 疏通钙化根管。

3. H 型根管锉 是在圆形针状原材的基础上，由微型车刀旋切而成。

【结构】 其截面呈豆点状，刃部锐利，螺旋刃与锉长轴的正向切削角度大（60°～65°），切削能力强。

【用途】 H 型根管锉只能做提拉动作，适用于直根管去除大量牙本质以及去除根管内旧根充物和棉捻。

【注意事项】 H 型根管锉不宜预弯。H 型根管锉发生螺纹松解或变密时不易被发现，使用时要格外小心。

二、机用根管预备器械

（一）慢速手机使用的根管预备器械

1. 长柄球钻

【结构】 柄部细长，尖端为球形，有 26 mm 和 34 mm 两种规格。

【用途】 与普通球钻相比，由于柄部细长，可以提供良好的视野，常结合根管显微镜使用。通常用于去除钙化组织，寻找变异和重度钙化的根管口。

2. G 型扩孔钻（gates glidden bur，简称 GG 钻或 GGB）

【结构】 工作端为有螺刃缘和钻尖的棱锥形钻，工作刃端的尖端光滑无刃，可防止形成台阶和侧穿。长度为 32 mm 或 28 mm（用于后牙）。型号按工作端横截面直径从小到大分为 1～6 号（用刻于针柄上的圆圈数表示），分别相当于 ISO 标准的 50、70、90、110、130 和 150 号锉的直径。

【用途】扩孔钻用于根管预备初始扩大根管口和敞开根管的冠部，以使后继器械及冲洗液较易进入根管。

【注意事项】使用扩孔钻时，应将钻尖端小心插入根管口内，沿根管口的外缘和侧壁小心提拉。忌用暴力，否则易发生器械折断或形成台阶和侧穿。只限于进入根管的直部，而不能进入弯曲部。钻速要求在600～800转/分。

3. P钻

【结构】刃部较GG钻长，尖端有安全头，较硬，不能弯曲。

【用途】用于取出根管充填材料和桩道预备（目前临床常用）。

【注意事项】尽管有安全头，也容易侧穿，故应谨慎使用。转速要求在800～1000转/分。

（二）机用镍钛根管预备器械

【结构】机用镍钛根管预备器械由等电子比的镍元素和钛元素构成的镍钛合金制成，柔韧性好，有记忆功能，抗腐蚀。

多数系统的尖端都设计为安全的非切削尖端，以减少预备过程中的偏移和穿孔。但不同系统的镍钛锉其工作刃横截面的特点各不相同，有S形、方形、三角形等。例如，目前临床常用的Proglider镍钛系统为正方形横截面，4点切割方式；Protaper镍钛系统为凸三角形横截面，3点切割方式；Protaper Next镍钛系统为偏心矩形横截面，2点切割方式；WaveOne Gold镍钛系统为平行四边形横截面，2点与1点交替切割方式。

机用镍钛锉种类繁多，现主要介绍以下几种（表9-3）。

表 9-3 常用机用镍钛锉系统

产品名称	锥度（尖端 1 mm）	直径（尖端 1 mm）	转速	扭矩
Proglider	2%	0.16 mm	300 转 / 分	2 N · cm
Protaper Universal	SX：4.5%	SX：0.19 mm	SX：300 转 / 分	SX：3 N · cm
	S1：2%	S1：0.18 mm	S1：300 转 / 分	S1：3 N · cm
	S2：4%	S2：0.2 mm	S2：250 转 / 分	S2：1 N · cm
	F1：7%	F1：0.2 mm	F1：250 转 / 分	F1：1.6 N · cm
	F2：8%	F2：0.25 mm	F2：250 转 / 分	F2：2 N · cm
	F3：9%	F3：0.3 mm	F3：250 转 / 分	F3：2 N · cm
Protaper Next	X1：4%	X1：0.17 mm	300 转 / 分	2 N · cm
	X2：6%	X2：0.25 mm		
	X3：7.5%	X3：0.3 mm		
	X4：6.5%	X4：0.4 mm		
	X5：6%	X5：0.5 mm		

续表

产品名称	锥度（尖端 1 mm）	直径（尖端 1 mm）	转速	扭矩
WaveOne Gold	Small：7% Primary：7% Medium：6% Large：5%	Small：0.2 mm Primary：0.25 mm Medium：0.35 mm Large：0.45 mm	往复运动镍钛系统，无参考转速和扭矩	
HyFlex CM	08/25：8% 04/20：4% 04/25：4% 06/20：6% 04/30：4% 04/40：4%	08/25：0.25 mm 04/20：0.2 mm 04/25：0.25 mm 06/20：0.2 mm 04/30：0.3 mm 04/35：0.35 mm	不高于 500 转 / 分，建议 350 ～ 400 转 / 分；扭矩 2.5 N · cm；自适应往复运动镍钛系统	

【用途】 根管预备和成形。

【注意事项】

（1）不同厂家的镍钛锉转速和扭矩设置不同，需要遵循厂家建议标准设置。过大的转速和扭矩会增加器械折断的风险。

（2）可以使用的次数没有统一定论，需操作者根据具体情况而定。使用前后应仔细观察螺纹的状态，并标记次数。

（3）HyFlex CM 镍钛锉出现解螺纹现象时，通过加热或者高温蒸汽消毒可以还原，一旦无法还原，就必须弃用。

第七节 根管冲洗消毒和充填器械

一、根管冲洗器

【结构】 由 5 ml 的注射筒和冲洗针组成。冲洗针主要有两种：27 号冲洗针头和安全根管冲洗针头。目前临床常用安全根管冲洗针头，主要有两种设计方式：一种是尖端为钝头，并有一缺口，以便于冲洗液在根管内回流；另一种是尖端封闭，在旁侧开若干个小孔，使冲洗液从小孔流出。

【用途】 根管冲洗。

【注意事项】

（1）使用前需检查注射筒和冲洗针是否连接紧密，避免筒针脱离造成冲洗液喷溅。

（2）使用前冲洗针头需在靠近针栓端弯成圆钝

角，非直角，否则冲洗液不能顺畅流出。

二、根管充填器械

1. 螺旋充填器

【结构】 由螺旋状金属丝工作端和柄部构成。柄部连接在弯机头上，常用的国际标准型号为 25 ～ 40 号。

【用途】 用于导入根管封药和根管充填封闭剂。

【注意事项】

（1）使用时应关闭慢速机头的出水开关。

（2）操作时根据根管粗细选用合适的型号。器械尖端需距根尖狭窄部 2 ～ 3 mm，顺时针方向旋转，将螺旋部分插入根管内再启动手机，停转后方可抽出，否则器械容易折断。

（3）清洁螺纹间的糊剂时，用少量乙醇棉絮捏住螺旋充填器的螺纹缓慢地转动，遇有阻力时应立即调整方向，否则螺纹将变形或折断。

2. 侧压充填器械

【结构】 根管充填侧方加压器分短柄和长柄两种。短柄侧方加压器形似扩大器，但无刃，工作端呈光滑的尖锥形，ISO 标准、锥度与根管锉规格相同，常用型号为 15 ～ 40 号；长柄侧方加压器工作端结构同短柄，但有与工作端成角度的长柄。

【用途】 用于侧方加压根管充填。其作用是将糊剂和插入的牙胶尖侧向挤压，使其紧密贴合根管壁，并留出再次插入牙胶尖的间隙，使根管充填致密。

3. 垂直加压充填器械

【**结构**】 工作端光滑、无刃，呈锥形，但顶端为平头。锥度与根管锉规格相同，常用型号为 15 ～ 40 号。一般为双头工作端。小直径端用于根管下段的垂直加压，大直径端用于根管上段的致密加压。

【**用途**】 用于热垂直加压根管充填。垂直加压器的作用是将软化的牙胶分段垂直加压进行根管充填，或用于侧方加压根管充填后的垂直致密加压。

第十章

医院感染控制措施

第一节　交叉感染的防控

一、交叉感染的预防与控制原则

（1）进入患者口腔内的所有复用诊疗器械必须达到“一人一用一消毒或灭菌”的要求。

（2）根据物品污染后导致感染的风险高低，选择相应的消毒或灭菌方法。

①高度危险性物品如根管治疗的各类锉针，应达到灭菌的水平。

②中度危险性物品如橡皮障夹钳，应达到灭菌或高水平消毒。

③低度危险性物品如橡皮障支架，应达到中、低水平消毒。

（3）医务人员进行口腔诊疗操作时，须戴口罩、帽子、手套、防护眼罩或面罩。

（4）直接接触患者前后，以及在诊疗过程中发生手套破损或疑有破损时，均应采用七步法洗手，洗手时搓手时间不少于 15 秒。

（5）接诊中发现传染病患者、病原携带者和疑似传染病患者时，根据病原体可能的传播途径，采取相应的隔离措施。医护人员按照传染病防治管理制度进行处置和上报。

（6）诊疗过程中产生的医疗废物按照以下要求处置：

①医疗废物按规定做相应处置后，将其分别置于不同的专用容器内，切勿混放。

②医疗废物在产生后 48 小时内交给院内集中收集人员。

③医疗废物的投放量不超过包装物或者容器的 3/4。

④盛装医疗废物的垃圾桶使用后及时关闭。

⑤利器盒须在使用前标注日期和时间。

⑥隔离的传染病患者或者疑似传染病患者产生的医疗废物应当使用双层包装物，并及时密封。

⑦医疗废物放入包装物或容器内后不得取出。

（7）医务人员如不慎发生职业暴露伤，须按照职业暴露伤管理制度要求执行。

（8）诊疗结束时护士须做好诊间消毒，然后才能引导下一位患者就座于牙椅上。

（9）诊疗过程中，医护人员不得戴着污染的手套触摸无菌和清洁的物体。

二、牙体牙髓科治疗流程中的交叉感染防控措施

（1）患者就座于牙椅后，嘱其用漱口水和清水漱口。

（2）护士在治疗开始前通过观察、倾听、询问以及阅读复诊患者的病历等方式了解本次治疗方案，尽量一次性将治疗所需的物品准备齐全。

（3）治疗过程中如果需要再次拿取抽屉内的物品，须摘掉手套或者用避污纸隔离。

（4）操作前医护人员戴好口罩、帽子、防护镜或防护面罩，佩戴口罩时注意须完全罩住鼻、口及下巴，鼻夹部位紧贴面部。医护人员除自身防护外，也要为患者佩戴防护镜。

（5）尽量使用橡皮障和强吸，传递锉针时使用清洁台。牙科手机在使用间歇时钻针方向朝下放置于机座上，使用完毕后及时卸下钻针。

（6）治疗结束后，强吸、弱吸各吸一杯清水冲洗管路，高速手机带针空踩 30 秒，然后按照口腔器械处理操作流程进行处置。摘手套，采用七步法洗手。

（7）戴手套用清洁消毒纸巾对污染的物体表面进行消毒，包括依次擦拭灯把手、控制面板、三用枪和吸唾器等手持部位，以及尾管 1/3 处、牙椅、痰盂。消毒原则为：由轻度污染区到重度污染区，由上到下。

（8）摘手套，采用七步法洗手，裸手准备下一患者的治疗用物。

（9）戴手套，开始诊疗操作。

第二节　常用消毒灭菌器材和制剂

一、小型 B 型压力蒸汽灭菌器（物理灭菌技术）

1. 适用范围　用于所有包装的和无包装的实心负载、A 类空腔负载等灭菌，但不能为任何液体灭菌。

2. 操作规范

（1）使用前进行灭菌器的安全检查。连接灭菌器的电源插座禁止连接其他大功率用电设备，确保供水、供电正常后打开灭菌器开关，预热灭菌器。

（2）将灭菌负载和化学指示卡以及生物监测物装入锅内，化学指示卡应置于灭菌器最难灭菌的部位。灭菌负载放置的顺序是最上层为织物，其次为A类空腔器械，最下层为实心负载。纸塑包装类灭菌负载应平行、竖立摆放，而且彼此有一定的空隙，以利于蒸汽的穿透和灭菌后的干燥。最大装载总重量为器械7 kg，织物2.5 kg。

（3）上抬滑动门锁，向灭菌器容器方向轻推门，同时按下滑动门把手，显示屏显示“Door closed”表示门已关好。

（4）根据灭菌负载的物理属性和包装类型选择灭菌程序。通用程序适用于所有可以用于高温高压灭菌的负载，例如单层和多重包装负载、混合装载和织物等；而快速程序一般用于未包装的实心负载，且不可用于织物灭菌。

（5）按“Start”键开始。非紧急情况下，禁止在一个灭菌周期完成前的任何阶段中断灭菌程序的运行。

（6）待一个灭菌周期完成后，首先检查工艺变量结果是否符合灭菌参数要求，然后观察化学指示卡是否由米白色变为黑色，以及纸塑包装袋上的压力灭菌标识是否由蓝色变为黑色，确定无误后填写医院感染监测登记本后方可放行。

3. 注意事项

（1）有效的清洗是保证灭菌效果的关键，应严格遵守手工清洗和超声清洗的操作重点。

（2）纸塑包装是目前牙体科最常用的包装方法，纸塑包装的使用要求为：

①密封宽度≥ 6 mm；

②包内器械距包装袋封口处≥ 2.5 cm；

③每个塑封袋上确保有一个完整的压力蒸汽灭菌标识；

④封口处距纸塑袋边缘≥ 0.5 cm，便于使用时的开启以及开启后保存 4 小时；

⑤塑封包装的有效期为 180 天。

（3）灭菌器未运行时，锅门处于关掩状态，防止密封圈长期在高温条件下老化。

（4）器械盘、灭菌罐、密封圈和罐边缘的接触面每天用 75% 乙醇擦一次，难处理的污点可用少量 pH 5 ～ 8 的柔性钢清洗剂处理，防止影响密封效果。

（5）每半年清理一次过滤网，防止蒸馏水利用不足而影响灭菌器的使用。

（6）取灭菌物品前要戴隔热手套，防止烫伤。

二、75% 乙醇（化学消毒技术）

1. 适用范围 可用于皮肤消毒脱碘，碘酊消毒皮肤之后必须用乙醇脱碘，碘酊、乙醇双消毒仍是门诊手术常用的皮肤消毒方法。也可将其制作成乙醇棉球，用于椅旁器械清洁与消毒。另外，体温计仍采用 75% 乙醇浸泡消毒。血压计、听诊器亦可用乙醇擦拭消毒。

2. 贮存　乙醇为挥发性易燃品，放在专用储物柜内保存。存放乙醇棉球的棉罐及棉球应高温高压灭菌后再使用，每周更换两次。

3. 注意事项

（1）乙醇具有刺激性，一般不用于黏膜和创面的消毒。

（2）对乙醇有皮肤过敏者禁用。

（3）乙醇使用浓度的最佳范围为 70% ～ 85%，低于 60% 其杀菌效果会受到影响，高于 90% 会迅速凝固表层蛋白质形成固化层，影响乙醇穿透。

（4）因乙醇能腐蚀显微口镜镜面及所有塑料制品的透明防护罩表面，所以尽量避免使用。特殊情况下使用后，须立即吹干或立即用水冲洗。

第三节　职业暴露伤的处理

一、职业暴露伤的防护措施

（1）复用器械使用后，严格执行口腔器械处理操作规范，达到彻底消毒和灭菌。

（2）医务人员进行有可能接触患者血液、体液的诊疗和护理操作时必须戴手套；操作完毕时应脱去手套，立即洗手或快速手消毒。

（3）若医务人员手部皮肤发生破损，在进行有可能接触患者血液、体液的诊疗和护理操作时须戴双层手套。

（4）在诊疗、护理操作过程中，医务人员应当戴具有防渗透性能的口罩、防护眼镜或防护面罩以及穿隔离衣。

（5）将一次性器械盘内的物品有序摆放，将所有锉针置于清洁台上，钻针分隔放置，切忌杂乱无章，避免拿取器械时被扎伤。如果治疗所需物品较多或锐利器械过长，应选用大号器械盘。

（6）禁止用手直接接触使用后的针头、刀片等锐器，如特殊情况下需套针帽，应按照单手套针帽的方法操作。预弯根管冲洗器针头时，同样先用单手套上针帽，再利用针帽预弯。

（7）医务人员在进行侵袭性诊疗、护理操作过程中，要注意力集中，谨慎小心，并保证充足的光线。

二、职业暴露伤的处理流程

（1）发生职业暴露伤后，医务人员应按照处理流程立即处理暴露部位（图 10-1）。

（2）职业暴露伤上报时限为 24 小时内。

（3）医院感染管理科给予伤口评估、应急处置指导及进行暴露后医学观察。

（4）如果明确暴露源为乙肝病毒携带者，指导其 24 小时内到指定医院进行乙肝免疫球蛋白紧急预防性注射。

（5）如果明确暴露源为 HIV 感染者，事故发生后立即留取血样，联系传染病专科医院进行详细检测和相关预防性治疗，尽可能在 2 小时内进行预防性用药。

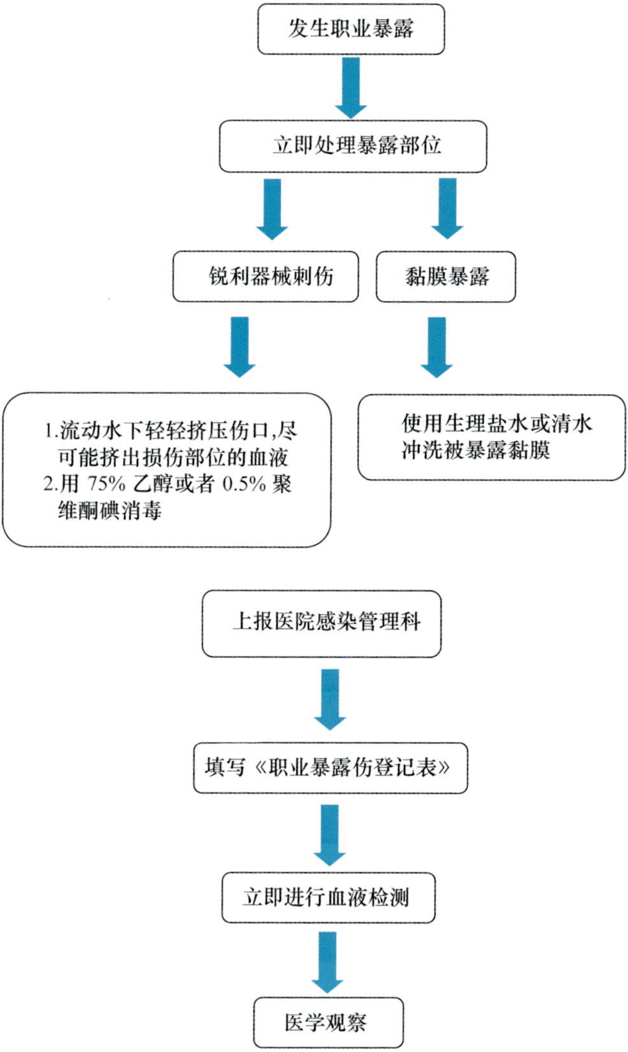

图 10-1　职业暴露伤的处理流程

第十一章

门诊患者常见危急情况的急救与处理

口腔门诊常见的危急情况包括晕厥、过度通气、局麻药过量、过敏反应、高血压、低血糖、癫痫样发作（惊厥）、休克、心脑血管事件，甚至心搏骤停，其中最常见的是晕厥。

第一节　晕厥的急救流程

晕厥是突然发生的全身肌肉无力、姿势张力丧失、不能站立和意识丧失的一组症状群。其主要原因是各种情况所致的脑组织缺血、缺氧，造成短暂的脑细胞功能紊乱或缺失。

晕厥的病因分类：①反射性晕厥：发生率最高（80%），包括血管减压神经性晕厥、体位低血压性晕厥、动脉窦性晕厥等。②脑源性晕厥：弥漫性脑动脉粥样硬化、脑血管痉挛、高血压脑病等。③心源性晕厥：急性心律失常、排血功能急剧障碍。④代谢性晕厥：低血糖、严重的贫血、过度换气引起的呼吸性碱中毒。⑤窒息性晕厥：严重的低氧血症、急性一氧化碳中毒、药物中毒等。⑥低血容量性晕厥：大量失血及失水。

一、急救原则

晕厥的急救原则是增加脑部血液供应，查明原因，清除诱因，尽早治疗。对导致患者晕厥的原因和危险性进行初步判断，然后采取相应的急救措施并决定是将其送至综合医院还是原地休息观察。原发疾病的判断对于晕厥的现场急救至关重要。

二、急救流程

治疗中遇到患者发生晕厥时，按照图 11-1 中所示流程进行急救。

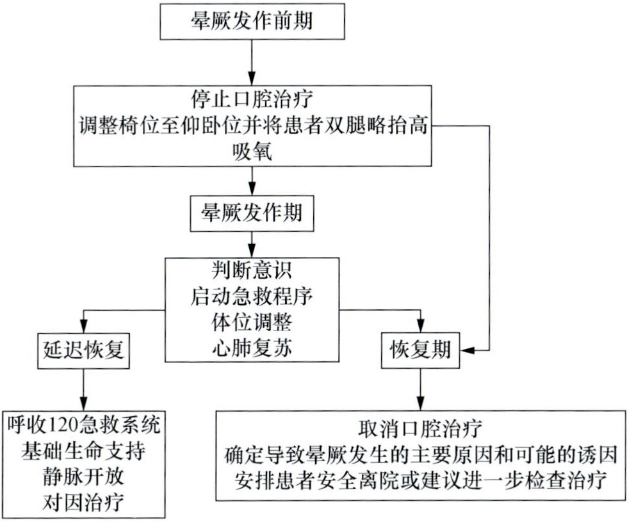

图 11-1　晕厥急救流程

第二节　休克的急救流程

休克是由多种病因引起，最终以循环血容量减少、组织灌注不足、细胞代谢紊乱和功能受损为主要病理生理改变的综合征，其本质是身体器官需氧量与得氧量的失衡。休克按病因可分为过敏性、失血性、感染性、烧伤性、创伤性、心源性和神经性休克。

休克的诊断标准：①有发生休克的病因；②意识异常；③脉搏超过 100 次 / 分，细或不能触及；④四肢湿冷，胸骨部位皮肤指压试验阳性（压后皮肤血流再充盈时间大于 2 秒），皮肤花纹，黏膜苍白或发绀，尿量小于 30 ml/h 或无尿；⑤收缩压小于 80 mmHg；⑥脉压小于 20 mmHg；⑦原有高血压者收缩压较原有水平下降 30% 以上。凡符合①，以及②、③、④中的两项和⑤、⑥、⑦中的一项者，即可诊断。

一、急救原则

休克的治疗原则是尽早去除病因，迅速恢复有效循环血量，纠正微循环障碍，增强心肌功能，促进其有效工作，重新建立氧的供需平衡和保持正常的细胞功能。

二、急救流程

治疗中遇到患者发生休克时，按照图 11-2 中所示流程进行急救。

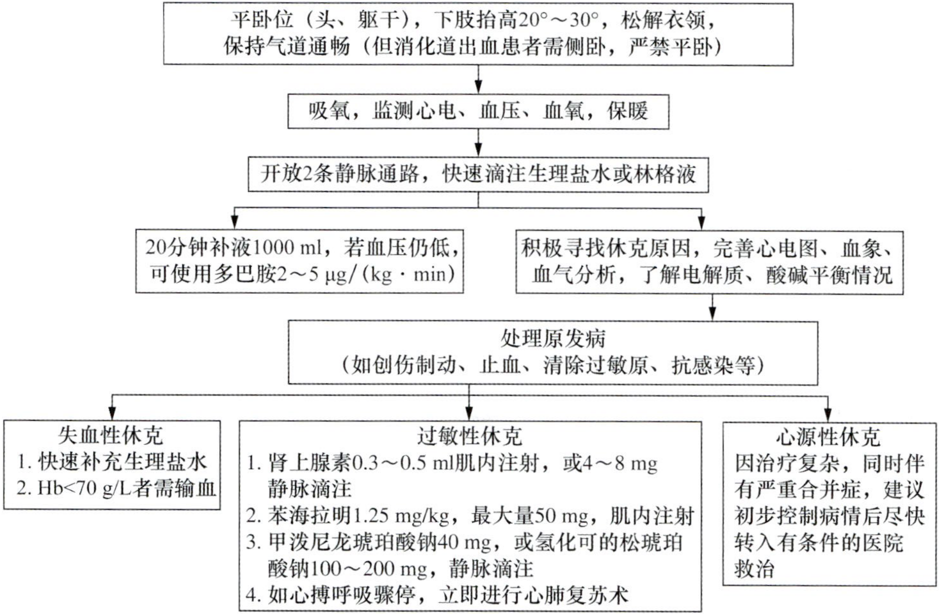
平卧位（头、躯干），下肢抬高20°～30°，松解衣领，保持气道通畅（但消化道出血患者需侧卧，严禁平卧）
吸氧，监测心电、血压、血氧，保暖
开放2条静脉通路，快速滴注生理盐水或林格液
20分钟补液1000 ml，若血压仍低，可使用多巴胺2～5 μg/(kg · min)
积极寻找休克原因，完善心电图、血象、血气分析，了解电解质、酸碱平衡情况
处理原发病
（如创伤制动、止血、清除过敏原、抗感染等）
失血性休克
1. 快速补充生理盐水
2. Hb<70 g/L者需输血
过敏性休克
1. 肾上腺素0.3～0.5 ml肌内注射，或4～8 mg静脉滴注
2. 苯海拉明1.25 mg/kg，最大量50 mg，肌内注射
3. 甲泼尼龙琥珀酸钠40 mg，或氢化可的松琥珀酸钠100～200 mg，静脉滴注
4. 如心搏呼吸骤停，立即进行心肺复苏术
心源性休克
因治疗复杂，同时伴有严重合并症，建议初步控制病情后尽快转入有条件的医院救治

图 11-2　休克急救流程